Unerwünschte Monumente

Unerwünschte Monumente

Moderne Kunst im Stadtraum

Herausgegeben von

Walter Grasskamp

Verlag Silke Schreiber

Einleitung

Die unerwartete Schärfe der Auseinandersetzung um den *Skulpturenboulevard* in Berlin (1987) und die Ausstellung *Jenisch-Park* in Hamburg (1986), aber auch die Ausdauer, welche die Gegner von Richard Serras *Tilted Arc* in New York bei dem Versuch bewiesen haben, diese Skulptur aus ihrem Gesichtsfeld zu verbannen, belegen die Aktualität der alten, aber nach wie vor ungelösten Problematik moderner Kunst im öffentlichen Raum.

Die notorischen und meist intensiven Konflikte, welche die öffentliche Aufstellung von zeitgenössischen Skulpturen begleiten, haben allerdings in jenen Disziplinen bislang wenig Aufmerksamkeit gefunden, von denen wissenschaftliche Aufklärung und pragmatische Lösungsvorschläge erwartet werden könnten. Ästhetik, Kunstgeschichte und Kultursoziologie haben sich nur zögernd und vereinzelt der speziellen Fragestellung angenommen, die sich mit der Ablehnung oder Zerstörung moderner Kunst im öffentlichen Raum bietet, während die Vandalismusforschung in der Sozialpsychologie schon zum öffentlich geförderten Forschungsschwerpunkt avancierte.

Der gerade für Praktiker unbefriedigende Stand der Forschung und der wissenschaftlichen Diskussion war Anlaß für die Überlegung, dieses Thema im Sommer 1987 auf einer zweitägigen Konferenz mit Fachleuten zu erörtern, die entweder – wie Dario Gamboni und Rudolf Fisch – bereits einschlägige empirische Untersuchungen durchgeführt oder – wie Richard Calvocoressi und Jean-Christophe Ammann – erste kunsthistorische und ästhetische Analysen vorgelegt hatten.

Die Anregung zu dieser Konferenz ging von Klaus Bußmann und Kasper König aus, die 1977 wie auch 1987 die Stadt Münster zum Experimentierfeld für zeitgenössische Kunst im öffentlichen Raum gemacht haben. Sowenig wie diese Ausstellungskampagnen auf eine kurzfristige Garnierung des Stadtbildes zielten, sondern auf eine langfristige Integration von Kunst und Stadtplanung, sowenig war die Münsteraner Konferenz als wissenschaftliche Werbeveranstaltung für die Ausstellung *Skulptür Projekte in Münster 1987* gedacht. Denn bis auf zwei öffentliche Vorträge war die Konferenz eine geschlossene Veranstaltung.

Die Gründe für diese Entscheidung führen mitten ins Thema.

Jeder, der als Kunstkritiker, Hochschullehrer oder Ausstellungsmacher in Debatten verwickelt wird, wie sie sich an der modernen Kunst nach wie vor entzünden können, leidet an einer Art Berufskrankheit. Sobald eine größere Öffentlichkeit gegen die moderne Kunst mobilisiert wird, fühlt sich der Kenner, zumal auf deutschem Boden, in die Rolle des Apologeten, des nachsichtig erklärenden und geschickt argumentierenden Vermittlers oder gar des Propagandisten gedrängt: in eine ehrbare und wohl auch weiterhin unverzichtbare Position, die aber, unter dem Diktat ritualisierter Debatten, nahezu instinktiv eingenommen wird. Dabei bleiben persönliche Vorbehalte der Vermittler auf der Strecke, und kein Forum ist in den letzten vierzig Jahren etabliert worden, auf dem sie sich über ihre eigenen Irritationen, Unklarheiten und Differenzen mit der modernen Kunst hätten verständigen können. Der Abscheu vor dem möglichen und manchmal unausweichlichen Beifall „von der falschen Seite" verhindert eine öffentliche Klärung.

Daher schien es geboten, eine im Umgang mit der modernen Kunst hierzulande eher ungewohnte Zurückhaltung zu üben, sie nämlich nicht zum Anlaß dialektischer Vermittlung oder veröffentlichter Meinung zu nehmen, sondern zum Gegenstand einer internen Auseinandersetzung zu machen. Nun ist es ausgesprochen paradox, ein Thema von öffentlicher Bedeutung unter Ausschluß der Öffentlichkeit zu verhandeln – jedenfalls in der Kunst; in der Politik oder der Wirtschaft sind wir solches durchaus gewohnt. Wie kommt es, daß man die Kunst als eine selbstverständliche Angelegenheit der Öffentlichkeit betrachtet? Dabei braucht man sich doch nur einmal aus dieser Öffentlichkeit zurückzuziehen, um es sofort problematisch zu finden, „Öffentlichkeit" als gesellschaftliche Größe überhaupt präzise zu bestimmen, ganz zu schweigen vom „öffentlichen Raum". In dieser Paradoxie lassen sich andere Fragen entwickeln als jene, die in der Öffentlichkeit meist zu schnell beantwortet werden. Die Pflichtverteidiger der modernen Kunst dürfen sich, wie ihre juristischen Kollegen auch, jederzeit zur internen Beratung zurückziehen; im Prozeß der Moderne haben sie das vielleicht zu selten getan.

Nun wäre es vermessen zu behaupten, öffentliche Debatten

über Außenskulpturen hätten bislang zu nichts geführt, seien über die eingefahrenen Argumente und Gegenargumente nie hinausgelangt und hätten die wissenschaftliche Literatur nicht bisweilen inspiriert. Doch scheint es zulässig, eine Spezialisierung und Verengung der Fragestellung in den bisherigen Debatten, Zeitungsartikeln und Abhandlungen zu konstatieren. Wie in der Geschichtsschreibung und Theorie der modernen Kunst überhaupt, werden auch bei diesem Thema einzelne Aspekte und Probleme bevorzugt dargestellt und diskutiert, andere dagegen bleiben ausgespart. Berufsständische Probleme der Wettbewerbsregularien, von Auftragsvergabe und Finanzierung beherrschen die Perspektive, in der Künstler das Problem der Kunst im öffentlichen Raum zu diskutieren pflegen; Kunsthistoriker sehen in der Werkanalyse und der Charakterisierung eines Œuvres nach wie vor den Königsweg der Darstellung; vielen Gegnern der Außenskulpturen verschließt sich im Eifer des Gefechts überhaupt jeder Zugang zur modernen Kunst.

Herkunft und Charakter der modernen Kunst erschließen sich jedoch nicht nur über die Heroengeschichte ihrer besten Repräsentanten oder die sensible Ausdeutung ihrer Werke, sondern auch, wenn nicht vor allem, über eine *Theorie der Konflikte*, die sie auslöste und noch auslöst. Es ist falsch, diese Konflikte nur als marginal zu betrachten oder auf sofortige pädagogische Abhilfe zu sinnen, weil so das enorme Konfliktpotential der modernen Kunst verdrängt wird und aus falschen Rücksichten der Zugang zu einer ihrer zentralen Fragestellungen verschlossen bleibt.

Zu den Überraschungen der Vorbereitung auf die Konferenz zählte die Einsicht, daß der Widerstand gegen die moderne Außenskulptur kein typisch deutsches Problem war und ist, damit auch nicht auf den Hintergrund der nationalsozialistischen Diffamierung reduziert werden kann. So war eine internationale Besetzung und Themenstellung ebenso angebracht wie eine interdisziplinäre. Es ist nicht das Ziel dieses Buches, die Münsteraner Konferenz zu dokumentieren. Nicht alle Vorträge wurden hier aufgenommen, andere Beiträge sind hinzugekommen. Da bewußt auf einen Tonbandmitschnitt verzichtet wurde, findet sich hier nichts, was bloß abgetippt worden wäre; alle Texte sind für dieses

Buch ausgearbeitet, zum Teil neu konzipiert worden; statt des Vortrages von Richard Calvocoressi wurde seine umfangreichere Analyse der fünfziger Jahre in Großbritannien, die 1981 erschienen ist, für diesen Band übersetzt. Aber ohne die Konferenz wäre dieses Buch nicht entstanden. Ich habe daher Klaus Bußmann und Kasper König dafür zu danken, daß sie die Konferenz ermöglichten, und dem Kunstfonds e.V., dem Bundesministerium für Raumordnung, Bauwesen und Städtebau sowie dem Landschaftsverband Westfalen-Lippe für ihre finanzielle Unterstützung. Peter Friese (Wuppertal) danke ich für den ersten Hinweis auf die sonderbare lokale Konstellation, sowie Barbara Straka und Lucie Schauer für wiederholte Einladungen zum *Skulpturenboulevard*. Der Titel „Unerwünschte Monumente" stammt von Benjamin H. D. Buchloh.

Everswinkel-Alverskirchen, im Januar 1989

Walter Grasskamp

Dario Gamboni

Kunst, öffentlicher Raum, Ikonoklasmus

Eine Fallstudie

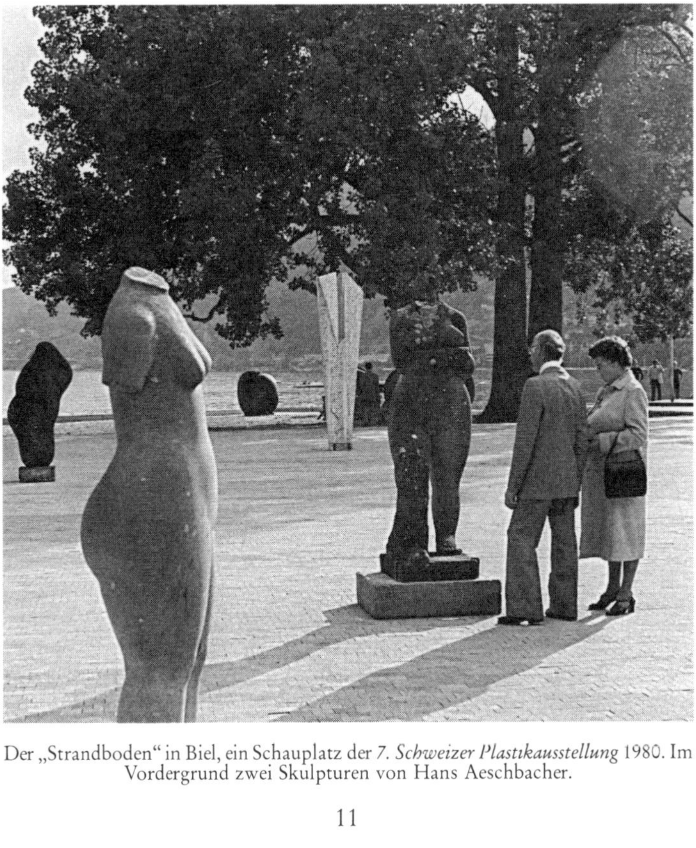

Der „Strandboden" in Biel, ein Schauplatz der *7. Schweizer Plastikausstellung* 1980. Im Vordergrund zwei Skulpturen von Hans Aeschbacher.

Ich möchte hier den Rahmen und die Ergebnisse einer Untersuchung vorstellen, die von einem Fall bewußter Aggression – ich werde den Begriff „Ikonoklasmus" verwenden – ausging, die sich massiv gegen die Skulpturen einer im öffentlichen Raum stattfindenden Ausstellung richtete.[1] Vielleicht ist es sinnvoll, mit ein paar Worten darzulegen, wie ich auf dieses Thema gekommen bin, das von Kunsthistorikern nur selten behandelt wird.[2] Am Anfang stand ein Vorfall, von dem ein Sensationsblatt berichtete und der von der Schweizer Tagespresse aufgegriffen wurde. Es handelte sich um das Pech eines Gärtnermeisters in Biel, der eine Reihe von gebrauchten Fernsehbildröhren, die auf einem Rasen lagen, für den er verantwortlich war, zum Abfall geworfen hatte, was bedeutete, daß er eines der Kunstwerke der *7. Schweizer Plastikausstellung* zerstört hatte. Über ihren komischen Charakter hinaus schien mir diese Geschichte geeignet, einige Probleme aufzudecken, welche die zeitgenössische Kunst und ihre Rezeption betreffen. Ich nahm Kontakt mit den Hauptakteuren auf, mit dem Gärtner, dem Künstler und den Organisatoren der Ausstellung. Sie fanden sich nach einigem Zögern bereit, mir über die Ereignisse ausführlich zu berichten, wobei sich die Berichte stark voneinander unterschieden. Aber der Kontext dieser Affäre hatte sich mittlerweile als ebenso interessant herausgestellt: Während der Schweizer Plastikausstellung, die in Biel vom 31. Mai bis zum 24. August 1980 stattgefunden hatte, war fast die Hälfte der im freien Raum ausgestellten Objekte absichtlich und anonym beschädigt worden.

So nahm ich mir vor, das gesamte Phänomen zu erforschen. Wenn die Untersuchung auch von einem konkreten Fall ausging, beruhte sie doch auf theoretischen Vorannahmen und Zielsetzungen, die durch die Fallstudie erklärt und getestet werden sollten: etwa die Relevanz und Effizienz der Kategorie der „symbolischen Gewalt"[3], die aus der Kultursoziologie Pierre Bourdieus stammt, oder das Postulat, die „Rezeptionsästhetik" durch eine „Rezeptionssoziologie" zu ergänzen, wie es vom Romanisten Joseph Jurt betont wird.[4] Als ich meine Studie in Angriff nahm, lagen die betreffenden Ereignisse schon ein Jahr zurück. Ich ging als Historiker vor, sammelte möglichst viele und möglichst aussagekräftige Informationen, um sie dann zu analysieren.

Welche Quellen standen mir zur Verfügung? Im Ausstellungskatalog fanden sich unter anderem Reproduktionen und Beschreibungen aller Werke sowie ein Plan, der ihren Standort bezeichnete. Das Veranstaltungssekretariat ermöglichte mir außerdem, ein sehr umfangreiches Pressedossier einzusehen, das Vorstellungstexte, Reden und vor allem Zeitungs- und Zeitschriftenartikel enthielt. Die Ausstellung war beim einheimischen Publikum umstritten gewesen, was die Presse veranlaßt hatte, über die üblichen Werbeartikel und Berichte hinaus eine ganze Reihe von Wettbewerben, Karikaturen und Interviews sowie Umfragen unter Einwohnern der Stadt und Passanten zu veröffentlichen. Die Beschädigungen an den Plastiken hatten auch den Zeitungschroniken Stoff geliefert. Schließlich hatte auf Einladung der Organisatoren eine Photographin aus Biel die gesamte Veranstaltung begleitet und dabei ihre besondere Aufmerksamkeit der Beziehung zwischen Betrachter und Werk gewidmet. Diese Quellen wurden durch Befragungen ergänzt. Ich habe bereits die Organisatoren, den Gärtner und sein Opfer erwähnt; hinzu kam ein besonders nützlicher Informant: der Vertreter der Versicherung. Eine briefliche Umfrage bei den Künstlern, deren Werke beschädigt worden waren, erbrachte leider nur wenige Ergebnisse. Dagegen konnte ich Kopien der Briefe erhalten, die zwischen dem Gärtner, dem Künstler und den Organisatoren gewechselt worden waren; sie erlaubten mir, diese fast experimentelle Situation genauestens zu dokumentieren.[5]

So war es mir möglich zu erfahren, welche Werke wo ausgestellt waren; wie sie kommentiert wurden; ob und auf welche Weise sie beschädigt worden waren; welche Reaktionen (mehr oder weniger offizieller Natur) diese Beschädigungen auf der Seite der Organisatoren, der Journalisten, bestimmter Einwohner der Stadt und bestimmter Künstler hervorgerufen hatten; ob die letzteren entschädigt und ob Restaurierungen geplant oder durchgeführt worden waren. Die Chronologie der ikonoklastischen Akte konnte dagegen nicht genau rekonstruiert werden, und ich verfügte über keinerlei Information bezüglich der Urheber und deren Motivation: Sie waren weder polizeilich registriert noch anderweitig in Erscheinung getreten. Ich habe nicht versucht, diesen Mangel durch Bemühungen zu beheben, die Ikonoklasten aufzufinden, um sie über die „Gründe" ihrer Taten zu befragen. Der illegale und illegitime Charakter der Tatbestände hätte eine solche Vorgehensweise und die Interpretation der Ergebnisse besonders schwierig und letztlich auch fragwürdig gemacht.[6] Ich bin vielmehr von den Spuren der Beschädigung ausgegangen und habe diese mit der Rezeption der Ausstellung in Zusammenhang gebracht, um dann Hypothesen über ihre Bedeutung aufzustellen. Der – notwendigerweise partielle – Beweis der Richtigkeit meiner Hypothesen scheint mir darin zu liegen, daß sie eine Kohärenz der Akte aufdeckten und Auskunft über Fakten geben konnten, die man für unerklärlich hielt.

Die Schweizer Plastikausstellung präsentierte 177 Skulpturen, von denen sich 107 im Freien befanden. Die Entscheidung für eine Präsentation im Freien – und zwar seit der ersten Schweizer Plastikausstellung im Jahre 1954 – wurde von den Organisatoren mit dem demokratischen Wunsch begründet, einer großen Zahl von Zuschauern den Zugang zu den Kunstwerken zu ermöglichen. Die Entscheidung hing auch mit den technischen Besonderheiten der Skulpturen, namentlich der monumentalen, zusammen, ebenso aber mit dem Mangel an adäquaten Ausstellungsräumen in einer Stadt mit schwacher kultureller Infrastruktur. Die Schweizer Plastikausstellung hatte ihre Werke zunächst auf abgegrenzten öffentlichen Plätzen aufgestellt (Schulhöfe, öffentliche Gebäude), 1975 dann auch auf Promenaden und Straßen, besonders in der Altstadt, wo die Skulpturen erste Reaktionen physischer Ablehnung auslösten. In der Ausstellung von 1980, zu einem Zeitpunkt, als Biel besonders hart von der wirtschaftlichen Krise betroffen war, versuchte man die Bevölkerung besser einzubeziehen, indem man mit didaktischen Mitteln auch den „unfreiwilligen Besuchern" – so der Ausdruck eines Veranstalters – zur Hilfe kommen wollte. Als Ausstellungsort hatte man jedoch diesmal eine Aufschüttung am Seeufer, die durch den Bau eines Gymnasiums entstanden war, den Straßen der Altstadt vorgezogen.

Nachdem die Verantwortlichen schon bald mit Gewaltakten konfrontiert wurden, die nicht nur ihren Versuch einer kulturellen Demokratisierung in Frage stellten, sondern auch die Veranstaltung selbst, flüchteten sie in eine Haltung der Negation. Sie sahen von einem vorgeschlagenen Kolloquium zum Thema „Kunst und Vandalismus" ab und versuchten – mit mäßigem Erfolg – bei den Journalisten das Verschweigen der Vorkommnisse zu erreichen. Obwohl die Journalisten zahlreiche verbale Kritiken, die gegen die Werke der Ausstellung vorgebracht worden waren, aufgegriffen hatten, sahen auch sie hinter den ikonoklastischen Akten keinen Sinn. Nach ihrer Ansicht waren die beschädigten Skulpturen unschuldige, vom Zufall bestimmte Opfer untätiger, alkoholsüchtiger Jugendlicher. Es war mir jedoch ein leichtes festzustellen, daß man während der Zeit der Ausstellung keine Steigerung des allgemeinen Vandalismus beobachtet hatte.

Bekanntlich ist der Begriff „Vandalismus" während der Französischen Revolution geprägt worden, um die symbolische Zerstörung von Emblemen der königlichen, kirchlichen und aristokratischen Macht, die man gleichzeitig zum nationalen Kulturgut erklärte, als barbarisch zu kennzeichnen.[7] Der Begriff wurde dann auf Aggressionen gegen alle Arten von Objekten ausgeweitet, wobei seine denunziatorische Tendenz sowie die Idee der Grund- und Sinnlosigkeit des inkriminierten Aktes beibehalten wurden.[8] Der unspezifische Charakter und die polemische Dimension des Begriffs haben mich bewogen, den des „Ikonoklasmus" vorzuziehen, der bisher vor allem historischen Phänomenen vorbehalten war, in denen die religiöse Dimension der angegriffenen Bilder im Vordergrund stand, der aber ebenfalls für Formen von sozial legitimer Aggression verwendet wird, so etwa bei den symbolischen Angriffen der Avantgarden gegen traditionelle Kunst-Formen.[9]

Wenn die Organisatoren der Bieler Veranstaltung die Beziehung zwischen den ausgestellten Werken und der „ikonoklastischen" Behandlung, die diese erfahren hatten, auch eher als zufällige betrachten, so betonen sie doch die Tatsache, daß die betroffenen Skulpturen nicht unbedingt die „modernsten" waren, sondern manchmal eher traditionelle Werke. Diese letzteren waren aber meistens Akt-Darstellungen, deren erotische Ausstrahlung einen zusätzlichen Faktor ins Spiel brachte. Die Personen, die mit den kommentierenden Führungen beauftragt waren, mußten an-

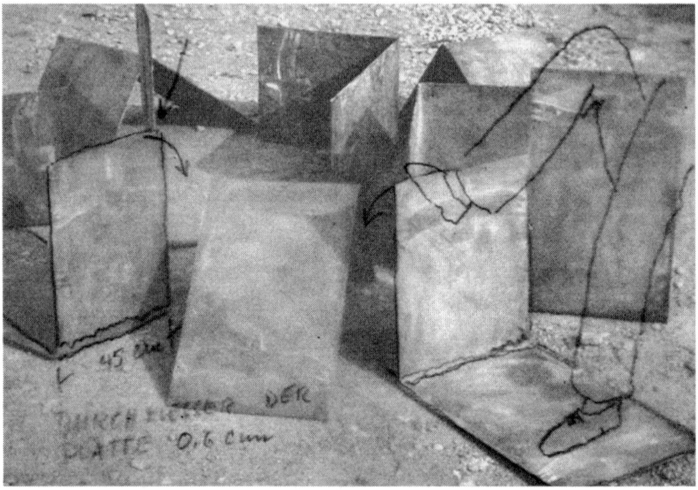

Anton Egloff, *Profil eines Fluges,* Detail mit einer Zeichnung des Künstlers auf Pauspapier zur Rekonstruktion der Zerstörung seiner Skulptur.

dererseits einen großen – und für sie unerwarteten – Unterschied zwischen ihrem Verständnis von „modern" und „traditionell" und demjenigen ihrer Zuhörer feststellen.

Eine stilistische Klassifizierung erwies sich tatsächlich als nicht sehr geeignet, um die Auswahl der Ikonoklasten innerhalb des „Korpus" der Ausstellung zu erklären. Das verwendete Material der Skulpturen lieferte ein viel kohärenteres Erklärungselement. Generell waren die Werke, die in einem Material ausgeführt worden waren, das man mit der herkömmlichen Skulptur oder mit dem Handwerk assoziierte, verschont geblieben, während die Skulpturen aus Eisen und vor allem aus verrostetem Eisen, die rein physisch mit der industriellen Welt oder mit einem Zustand der Verwahrlosung in Verbindung gebracht wurden, einen guten Teil der Gewalt auf sich gezogen hatten.[10] Die Wirkung des Materials schien durch den Charakter seiner Entstehung und Behandlung beeinflußt worden zu sein. Eine Skulptur, bei der die Bronze den Anschein von Blech erweckte, war zerbrochen worden – gemäß einer Technik, die intim mit der Form des Werkes verknüpft war.

Dieselben Assoziationen und Unterscheidungen erschienen andererseits in den Erklärungen der Einwohner und der Passanten, die die Journalisten gesammelt hatten. Die Analyse der verbalen und der physischen Äußerungen überzeugte mich, daß man die beiden in Beziehung bringen mußte und in eine kohärente Serie von Ablehnungssymptomen einreihen konnte, die von friedlichen und relativ harmlosen (so der leichtfertige Umgang mit einem Werk während des Transports oder die Verwendung der Hohlräume für Abfälle)[11] bis zu den gewalttätigsten und spektakulärsten geht, die oft ausschließlich die Aufmerksamkeit beanspruchen. Die Sprache des verbalen Ikonoklasmus erlaubte so, das Schweigen des physischen Ikonoklasmus zu entziffern. Die Äußerungen in Form von Graffiti auf den Werken verbanden beide Formen des Ikonoklasmus und boten überdies ein Element der Verifizierung.[12]

Ich kann hier nicht auf alle diese sehr verschiedenen Meinungen, Erklärungen und Beschimpfungen eingehen. Ich beschränke mich darauf, die besonders aufschlußreichen Äußerungen des Hausmeisters der Schule zu zitieren, in deren Nähe die Ausstellung stattfand:

„Es gibt einiges, das gut ist, aber, wenn man mich fragt, hat es auch viele Sachen darunter, die mit Kunst nichts zu tun haben. Zum Beispiel diese Eisenplastiken kann jeder, der schweißen kann, machen. Die Holzplastiken vorne am See dagegen finde ich nicht schlecht, die kann nicht jeder machen. Ich hörte von vielen Passanten, dies sei keine Kunst. Sie finden es sehr schade, daß man hinterher Rostflecken entdeckt auf den Kleidern, die nicht mehr zu entfernen sind. Meine Kollegen und ich haben schon erwogen, als Hausmeister aufzuhören und Kunst zu machen. Einer von ihnen ist Schlosser und ich bin Spengler – solche Sachen zusammenzuschweißen, das können wir auch.“[13]

Man sieht, daß die Anmutung des Materials hier direkt mit seiner Verarbeitung verknüpft wird. Der Hausmeister beurteilt die künstlerische Qualität der Objekte in Bezug auf die spezifische (d. h. von seiner eigenen durchaus verschiedene) professionelle Kompetenz, die er darin verkörpert sieht. Die Auswahl der Ikonoklasten scheint demselben Kriterium zu gehorchen. So sind die Skulpturen, deren bemaltes oder geschliffenes Metall mit offensichtli-

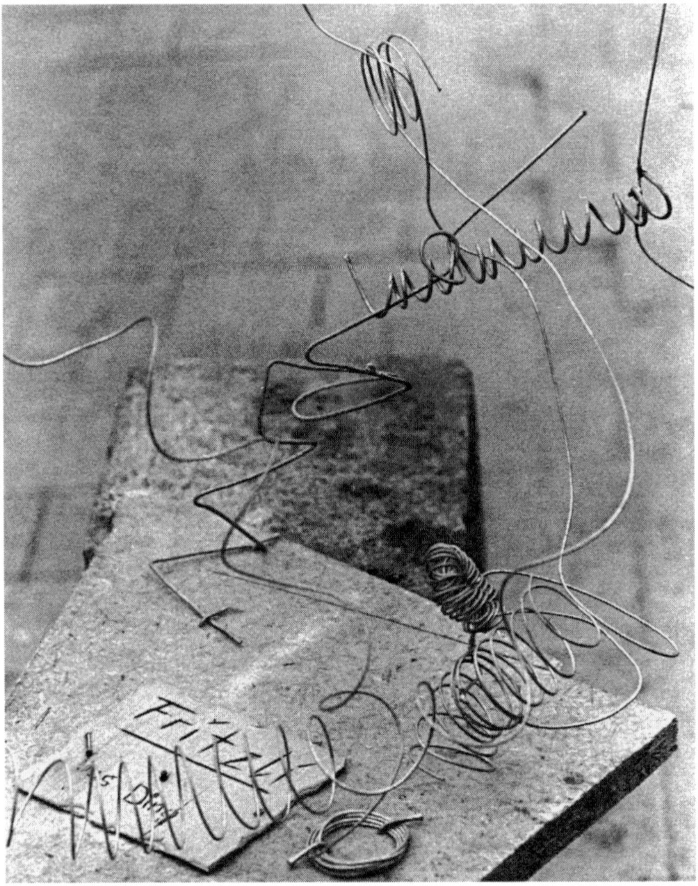

„Fritzli", *Das Ding;* Objekt das spontan und anonym den Werken der *7. Schweizer Plastikausstellung* hinzugefügt wurde.

cher Sorgfalt bearbeitet war, intakt geblieben. Ein Werk von Max Bill, das mit Rundhölzern ausgeführt worden war, wurde von Passanten mit der Bemerkung kritisiert, man lerne im Militärdienst, solche Holzkonstruktionen herzustellen. Eine große Metallkonstruktion hingegen, die ein delikates Gleichgewichtsproblem löste, wurde mit dem Respekt bewundert, der einer Ingenieur-Leistung gebührt. Die implizite Kritik einer nicht vorhandenen spezifischen Kompetenz tauchte ebenfalls in bezeichnender Weise in den „Spontan-Skulpturen" auf, die anonyme Urheber auf das Gelände der Ausstellung gebracht hatten, ebenso in mehreren humoristischen Zeichnungen und Artikeln, die in der Presse veröffentlicht wurden.

Die Erklärung des Hausmeisters hebt ebenfalls die Rolle der örtlichen Bedingungen hervor, die die Wahrnehmungs- und Beurteilungskriterien beeinflussen können: die Vertrautheit mit der Arbeit am Metall und der technischen Präzision sind im industriellen Kontext von Biel besonders verbreitet. Neben der Sozialstruktur dieser Stadt von 55 000 Einwohnern, die vorwiegend aus der Arbeiterklasse und dem Kleinbürgertum stammen, hatte die Wirtschaftskrise noch dazu beigetragen, die Provokation durch die Schweizer Plastikausstellung zu verschärfen. Jenen Betrachtern und Einwohnern, die nicht über die konzeptuellen Instrumente verfügten, die es ermöglichen, „moderne" Werke einzuschätzen, mußte es wie Betrug erscheinen, daß man diesen Objekten den Status von Kunstwerken zuerkannte, welcher beträchtlichen symbolischen und (wie man zumindest vermutete) auch materiellen Profit bringt, ohne daß sie erkennbare Zeichen einer spezifischen professionellen Kompetenz aufzuweisen hatten, eine im Kontext der drohenden Arbeitslosigkeit sicherlich besonders skandalöse Provokation.

Die Reaktion des Hausmeisters zeigt aber auch, daß es sich hier um einen allgemeinen Faktor handelt, der weit über die Gegend am Jurafuß und über die Krisenjahre hinaus am Werke ist.[14] Wenn die Vertreter des Bildungsbürgertums nur an bestimmten Werken der Bieler Ausstellung Anstoß nahmen, so stellten andere das Prinzip als solches in Frage. Die Werke, die von den traditionellen (das heißt den verbreitetesten) Formen der künstlerischen Aktivität am meisten entfernt waren, kristallisierten somit eine Revolte, die nicht nur sie betraf, sondern Kunstwerke und kulturelle Praktiken generell als Instrumente des Ausschlusses und der symbolischen Dominanz: darin steht der zeitgenössische Ikonoklasmus den früheren Ikonoklasmen nahe, die sich gegen traditionelle

„Kunstwerke“ richteten, insofern diese direkte Instrumente der politischen oder der kirchlichen Macht waren.[15]

Dadurch, daß sie die architektonische Barriere aufhob, die den Bereich der Eingeweihten von dem der Profanen trennt, vermochte die Schweizer Plastikausstellung nicht, den Unterschied zwischen Eingeweihten und Nicht-Eingeweihten aufzuheben. Im Gegenteil dramatisierte die Ausstellung diesen Unterschied, indem sie ihn in die Personen hineinverlegte und als individuelle Fähigkeit bzw. Unfähigkeit, die Kunstwerke zu genießen, erscheinen ließ: gemäß einer Logik, die, ihrem Anspruch auf einen universellen Wert entsprechend, daraus ein unvergleichliches Instrument der Naturalisierung sozialer Ungleichheiten macht. Zahlreiche Hinweise zeugen von dem Gefühl des doppelten Ausschlusses, den dieses „Niedersteigen der Kunst auf die Straße“ bei den „unfreiwilligen Besuchern“ hervorrief: Ausschluß von kulturellen Praktiken, für welche die Werke standen, und Ausschluß vom „öffentlichen Raum“, der für diese Zeit für diese Praktiken reserviert wurde. Zu Unrecht wunderte sich ein Organisator der Ausstellung, daß zerbrechliche Plastiken, die im Innern von unbewachten Räumen aufgestellt waren, von der Gewalt verschont blieben, die sehr solide Skulpturen an stark begangenen Orten selbst zu Zeiten großer Publikumspräsenz traf. Vor allem im öffentlichen Raum übten die Skulpturen eine symbolische Gewalt aus, der die physische Gewalt der Ikonoklasten antwortete.[16]

Der genaue Standort der Skulpturen und die materiellen Bedingungen der Umgebung spielten im übrigen eine Rolle als spezifische Einflußfaktoren. Mehrere Beobachter hatten etwa die negative Wirkung betont, die von technisch mangelhaften Werken ausging oder von dem durch das schlechte Wetter aufgeweichten Boden und von der Langsamkeit, mit der sich die Organisatoren daran machten, die beschädigten Werke zurückzuziehen oder zu restaurieren. Es ist ebenfalls bezeichnend, daß die Skulptur, die auf dem Bahnhofplatz aufgestellt war – dem symbolischen Ort der Verbindung der lokalen Gemeinschaft mit der Außenwelt –, zwar Objekt öffentlicher Kritik, nicht aber physischer Aggression wurde. Die Ikonoklasten hingegen wahrten ihr Schweigen auch

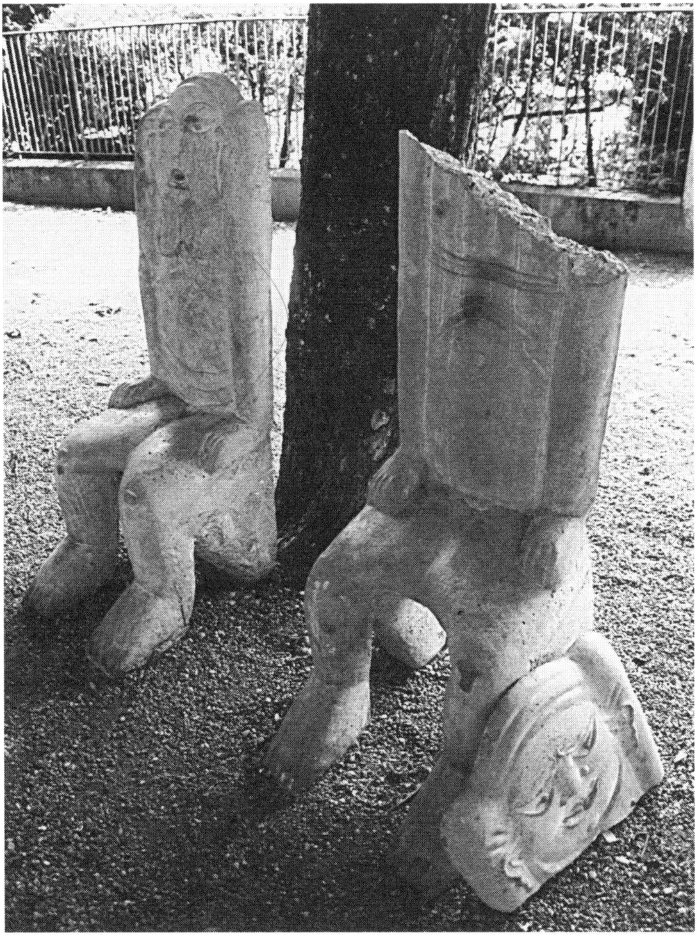

Bruno Weber, *Betonstühle „Die Weisen"*, Detail mit zerstörtem Stuhl.

dann noch, als sich die offizielle Verurteilung ihrer Aktionen als wenig repräsentativ erwies.

Die Zeitungen stellten mit wenigen Ausnahmen die Ausstellung und ihre Werke nur unter dem Deckmantel des Humors in Frage.

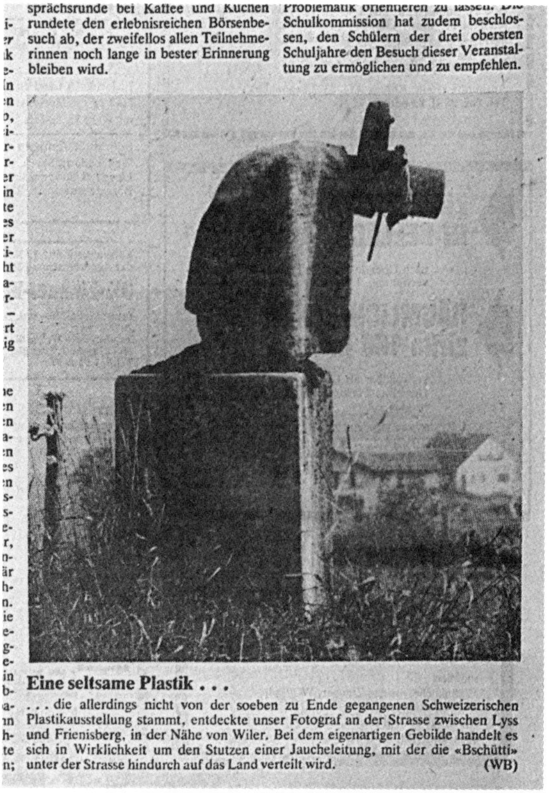

sprächsrunde bei Kaffee und Kuchen rundete den erlebnisreichen Börsenbesuch ab, der zweifellos allen Teilnehmerinnen noch lange in bester Erinnerung bleiben wird.

Problematik orientieren zu lassen. Die Schulkommission hat zudem beschlossen, den Schülern der drei obersten Schuljahre den Besuch dieser Veranstaltung zu ermöglichen und zu empfehlen.

Eine seltsame Plastik . . .

. . . die allerdings nicht von der soeben zu Ende gegangenen Schweizerischen Plastikausstellung stammt, entdeckte unser Fotograf an der Strasse zwischen Lyss und Frienisberg, in der Nähe von Wiler. Bei dem eigenartigen Gebilde handelt es sich in Wirklichkeit um den Stutzen einer Jaucheleitung, mit der die «Bschütti» unter der Strasse hindurch auf das Land verteilt wird. (WB)

„Eine seltsame Plastik", satirischer Artikel, der im *Bieler Tagblatt* vom 27. August 1980 erschien.

So manifestierte sich die einzige öffentliche Äußerung des Verursachers einer Zerstörung in versteckter Form und überdies im Randbereich der kleinen Anzeigen: Gemeint ist die Annonce des Gärtnermeisters, der das notwendige Material suchte, um die von ihm beseitigte Skulptur wiederherzustellen.[17] Die Geschichte des „Versehens" des Gärtners kondensiert exemplarisch die Elemente des Bieler Konfliktes. Die Idee des Versehens kehrte beharrlich in den Karikaturen der Presse wieder wie eine euphemistische Form der Aussage des Hausmeisters: „Dies hat nichts mit Kunst zu tun.“ Das Werk selbst war eine Art „Ready-made“, das jede Spur einer technischen Kompetenz von Seiten des Künstlers vermissen ließ. Die Installierung des Werkes auf dem Terrain um das neue Schulgebäude hatte so die Arbeit des Gärtners beeinträchtigt und manifestierte konkret den Gegensatz zwischen Handarbeit und „künstlerischer Schöpfung“ sowie den Vorrang, den man der letzteren zuerkannte. Wenn der Gärtner das Werk erklärtermaßen als Abfall gesehen und behandelt hatte, dann drückte er vermutlich mit seinem Akt das aus, was andere in Worten oder Zeichnungen zum Ausdruck brachten.

Es ist nicht möglich, hier auf die Reaktion des Künstlers einzugehen, die vom Widerspruch der doppelten – theoretischen und praktischen Logik – zeugt, der seine Tätigkeit sich unterstellt sah. Es ist auch nicht möglich, die historische Reihe der „Versehen“ bezüglich moderner Kunstwerke aufzuzeigen, vom *Vogel im Raum* von Constantin Brancusi bis hin zur *Badewanne* von Joseph Beuys.[18] Diese sowohl versteckte als auch potenzierte Form von Ikonoklasmus macht die wesentliche Verbindung offensichtlich, welche die „moderne“ oder „zeitgenössische“ Kunst, die auf dem Prinzip des Bruches mit den traditionellen Formen der Werke und der künstlerischen Praxis beruht, mit dem Ikonoklasmus eint, dessen Opfer sie werden kann. Der Geschmack der Unterschicht und jener Fraktionen der Mittelschicht, die am wenigsten mit kulturellem Kapital ausgestattet sind, jener Geschmack, der in der Forderung nach technisch-professioneller Kompetenz ein wichtiges Kriterium erblickt, ist für die Einschätzung der fortgeschrittensten Werke der kulturellen Produktion nicht nur inadäquat, er dient, gemäß der Logik der Distinktion, ihnen auch nur als Negativfolie.[19]

Der Nutzen, den man aus einer solchen Studie und aus ihren Schlußfolgerungen ziehen kann, hängt natürlich auch von der beruflichen Beziehung ab, die man zum Ikonoklasmus und seinen Objekten unterhält. Beim Versuch, dieses verfemte Phänomen zu verstehen, muß man ihm nicht nur a priori das Recht zugestehen, eine Bedeutung zu haben; man muß es auch jenseits von moralischer Beurteilung und prophylaktischen Erwägungen betrachten.

Für den Kunsthistoriker oder den Kunstsoziologen kann sich im übrigen der Ikonoklasmus als eine Form der Dysfunktion der ästhetischen Kommunikation offenbaren, die hinsichtlich der impliziten sozialen Bedingungen dieser Kommunikation außerordentlich aufschlußreich ist.[20] Denkmalpfleger, Museumskonservatoren oder Organisatoren von Ausstellungen werden notwendigerweise andere Interessen einbringen. Ich wollte nur Instrumente für das Verständnis von Symptomen liefern, die zu mehr dienen können, als bloß zum Versuch, diese Symptome zu beseitigen. In seiner Analyse der Schwierigkeiten der Aufnahme von Kunst im öffentlichen Raum betonte der schwedische Kunsthistoriker Sven Sandström Notwendigkeiten und Vorteile einer adäquaten Information.[21] Die Unzulänglichkeit der Informationen, die in Biel zur Verfügung standen, bis zum Fehlen von Titeln bei den Werken – so war beispielsweise die Skulptur, die vom Gärtner beseitigt worden war, für jeden Besucher ohne Katalog unverständlich –, dieses Fehlen der Information kehrte wie ein Leitmotiv in den Klagen der befragten Personen wieder. Ein solcher Mangel offenbarte bei den Organisatoren die Ambiguität bezüglich des Sinns und der Bedeutung, die sie der Suche nach dem breiten Publikum und den „unfreiwilligen Besuchern" (von Sandström „Nicht-Publikum" genannt)[22] beimaßen. Wenn der Ikonoklasmus von Biel auch zu einer gewissen Vorsicht rät, was die möglichen Wirkungen von Informationen betrifft, die vielleicht unvermeidlich nur diejenigen erreichen können, die Informationen wünschen oder fähig sind, diese aufzunehmen, so bleibt doch wahr, daß der Respekt vor dem Publikum im weiteren Sinn und Zurückhaltung bei der Ausübung von symbolischer Gewalt wesentliche Werte darstellen, die indes um so wirksamer sind, je weniger naiv sie sind: Die Hämmer, die ein Künstler in Biel mit dem ausdrücklichen Wunsch an seiner Skulptur anbrachte, das Publikum möge diese „mit seiner Aggression vollenden", wurden gestohlen und bei anderen, traditionelleren Werken eingesetzt.

[1] Siehe Dario Gamboni, *Un Iconoclasme moderne. Théorie et pratiques contemporaines du vandalisme artistique,* Zürich/Lausanne 1983; eine kurze Fassung dieser Arbeit erschien unter dem Titel „Méprises et mépris. Eléments pour une étude de l'iconoclasme contemporain" in *Actes de la recherche en sciences sociales,* Nr. 49, Sept. 1983, S. 2–28. Siehe weiterhin ergänzende Weiterführungen in „Skizze eines Hin und Zurück: Graffiti, Vandalismus, Zensur und Zerstörung", in Paolo Bianchi (Hrsg.), *Graffiti: Wandkunst und wilde Bilder,* Basel/Boston/Stuttgart 1984, S. 38–39; „Art contemporain et destruction des œuvres", in *Universalia 1985,* Paris 1985, S. 428–430; und „L'iconoclasme contemporain, le ‚goût vulgaire' et le ‚non-public' ", in Raymonde Moulin (Hrsg.), *Sociologie de l'art. Colloque international Marseille 13–14 juin 1985,* Paris 1986, S. 285–295. Ich bedanke mich herzlich bei Joseph Jurt für die freundliche und kritische Übersetzung dieses Textes.

[2] Siehe vor allem Louis Réau, *Histoire du vandalisme. Les monuments détruits de l'art français,* Paris 1959; J. S. Held, „Alteration and mutilation of works of art", in *South Atlantic Quarterly,* Bd. 62, 1963, S. 1–28; Martin Warnke (Hrsg.), *Bildersturm. Die Zerstörung des Kunstwerks,* München 1973 (2. Ausgabe Frankfurt/M. 1977); Walter Grasskamp, „Warum wird Kunst im Außenraum zerstört? Künstlerischer und kultureller Raum", in *Kunst-Bulletin des schweizerischen Kunstvereins,* April 1984, S. 2–7; ebenso das neuere Werk von David Freedberg, *Iconoclasts and their Motives,* Maarssen 1985. Louis Réau bemerkte, daß die Frage des Vandalismus zu den Themen zählt, die tabu sind und an die niemand rührt; diese Zurückhaltung der Wissenschaft ist inzwischen aufgegeben worden; siehe diesbezüglich die Bibliographie von Freedberg 1985 und die kurze Darstellung des Forschungsstandes in seiner Fußnote 9.

[3] Siehe unter anderen Pierre Bourdieu, *Zur Soziologie der symbolischen Formen,* Frankfurt/M. 1970; P. Bourdieu und Jean-Claude Passeron, *Grundlagen einer Theorie der symbolischen Gewalt,* Frankfurt/M. 1973; und Pierre Bourdieu, *Die feinen Unterschiede. Kritik der gesellschaftlichen Urteilskraft,* Frankfurt/M. 1983.

[4] Joseph Jurt, La Réception de la littérature par la critique journalistique. Lectures de Bernanos 1926–1936, Paris 1980, S. 34.

[5] Diese Briefe sind wiedergegeben in Gamboni 1983 (*op. cit,* Fußnote 1), S. 109–112.

[6] Siehe dazu Stanley Cohen über die „motivational accounts" in „Sociological approaches to vandalism", in Claude Lévy-Leboyer (Hrsg.), *Vandalism. Behaviour and Motivations,* Amsterdam/New York/Oxford 1984, S. 50–61, insbes. S. 55.

[7] Der Schöpfer des Begriffs Vandalismus, Abbé Henri Grégoire (1750–1831), schreibt in seinen *Mémoires*: „Je créai le mot pour tuer la chose". Siehe Réau 1959 (*op. cit,* Fußnote 2); Pierre Marot, „L'abbé Grégoire et le vandalisme révolutionnaire", in *Revue de l'art,* Nr. 49, 1980, S. 36–39; und G. Sprigath, „Sur le vandalisme révolutionnaire (1792–1794)", in *Annales historiques de la Révolution française,* Nr. 242, Okt.–Dez. 1980, S. 510–535.

[8] Die britischen „Soziologen der Abweichung" haben als erste diesem Postulat der Sinnlosigleit des Vandalismus die Erforschung der Motivation entgegengestellt; siehe vor allem Colin Ward (Hrsg.), *Vandalism,* London 1973. Zur Frage des „Vandalismus" im breiteren Sinn siehe Lévy-Leboyer (Hrsg.) 1984 (*op. cit,* Fußnote 6).

[9] Siehe zum Beispiel Arthur Frank Wertheim, *The New York Little Renaissance: Iconoclasm, Modernism and Nationalism in American Culture, 1980–1917,* New York 1976. Ich schlage nicht vor, alle Aggressionen, die gegen Kunstwerke der zeitgenössischen Epoche gerichtet sind, als „Ikonoklasmus" zu bezeichnen, sondern, um eine summarische Definition zu geben, die Gesamtheit der Gewaltakte, die willentlich von individuellen oder schwach organisierten Subjekten, ohne explizite theoretische oder strategische Grundlage gegen Objekte gerichtet sind, die offiziell den Status von Kunstwerken haben; siehe dazu Gamboni 1983 (*op. cit.),* Fußnote 1, S. 14 ff., die Typologie von Réau 1959 (*op. cit,* Fußnote 2) und zum Vergleich diejenige von Stanley Cohen in Ward (Hrsg.) 1973 (*op. cit.,* Fußnote 8).

Freedberg 1985 (*op. cit.*, Fußnote 2), der die Aggressionen, die in Museen ausgeübt werden, behandelt und sie mit den Zerstörungen der Reformation besonders in den Niederlanden vergleicht, gebraucht die Begriffe „iconoclast" und „iconoclasm", ohne dieses terminologische Problem zu diskutieren. Das Englische wie das Französische kennen im übrigen nur die Begriffe „Ikonoklasmus" („iconoclasm", „iconoclasme") und „Vandalismus" („vandalism", „vandalisme"), im Unterschied zum Deutschen, wo man noch über den Terminus „Bildersturm" verfügt. Der Mangel an Spezifizität des Begriffes „Vandalismus" hinsichtlich ästhetischer Objekte führte überdies im Deutschen dazu, den Begriff „Kunstvandalismus" einzuführen, der beispielsweise vom Kriminologen Friedrich Geerds verwendet wird („Kunstvandalismus. Kriminologische und kriminalistische Gedanken über ein bisher vernachlässigtes Phänomen im Bereich von Kunst und Kriminalität", in *Archiv für Kriminologie,* Bd. 163, 1979, S. 255–261).

10 Zur Ausbildung des Begriffes „Kunstwerk" in der doppelten Abgrenzung gegenüber handwerklichen und industriellen Produkten, siehe R. Moulin, „La genèse de la rareté", in *Ethnologie française,*, Bd. 8, 1978, S. 241–258, und Michel Melot, „La notion d'originalité et son importance dans la définition des œuvres d'art", in Moulin (Hrsg.) 1986 (*op. cit.*, Fußnote 1), S. 191–202.

11 Diese unscheinbaren Aktionen und Haltungen, die generell der Beobachtung und *a fortiori* der Publizierung entgehen, scheinen vielleicht eher einer „Psychopathologie des Alltagslebens" zuzurechnen zu sein als der Untersuchung der ästhetischen Kommunikation. Es sei indes daran erinnert, daß Freud gerade von solchen „Abfällen der Erfahrung" aus seine Erforschung des Seelenlebens begonnen hat.

12 Zur besonderen Situation der Graffiti innerhalb der ikonoklastischen Akte siehe Gamboni 1983 (*op. cit.*, Fußnote 1), S. 57–61.

13 Herr Gisinger, Hausmeister im neuen Bieler Gymnasium, zitiert in Ernst Rieben, „Alltags-Stimmen zur Schweizerischen Plastikausstellung in Biel", in *Berner Zeitung,* 30. Juli 1980.

14 Die Organisatoren einer Ausstellung von Karikaturen zur modernen Kunst, die im übrigen die hermeneutische Relevanz ihres Objektes kaum richtig erkannt haben, haben dieses Argument wirkungsvoll im Ausdruck „Ein sechsjähriges Kind könnte so etwas auch machen!" zusammengefaßt (George Melly und J. R. Glaves-Smith, *A Child of Six Could Do It! Cartoons about Modern Art,* London 1973).

15 Zum Problem der Beziehungen zwischen alten und modernen Formen des Ikonoklasmus, das bei Gamboni 1983 (*op. cit.*, Fußnote 1, S. 10–17) diskutiert wird, siehe vor allem Martin Warnke, „Bilderstürme", in Warnke (Hrsg.) 1973 (*op. cit,* Fußnote 2), S. 7–13.

16 Es sei daran erinnert, daß die ikonoklastischen Akte sich keineswegs auf die Skulpturen und den „öffentlichen Raum" beschränken. Sie stellen auch ein Problem erster Ordnung für die Museen dar, selbst wenn die Verantwortlichen es im allgemeinen mit der rein technischen Antwort einer Verstärkung der Sicherheitsmaßnahmen abzutun versuchen. Wie die (zu seltenen) statistischen Untersuchen (siehe Pierre Bourdieu und Alain Darbel, *L'Amour de l'art. Les musées d'art européens et leur public,* Paris 1966) belegen, erwirken die Museen trotz ihres öffentlichen Status und sogar trotz des freien Zutritts eine soziale und kulturelle Auslese, die auch zur Folge hat, daß die Risiken negativer, vor allem gewalttätiger Reaktionen gegenüber den ausgestellten Objekten reduziert werden und diese Manifestationen sich auf Fälle beschränken, die man glaubt, durch eine psychopathologische Interpretation am besten erklären zu können.

17 „Dringend gesucht *14 alte Fernsehbildröhren* (einheitliches Format 59 x 29) zur Wiederherstellung einer nicht als solcher erkannten und deshalb irrtümlicherweise in die Schuttdeponie abtransportierten Skulptur der Plastikausstellung. Sich bitte melden bei Oscar Fischer, Gärtnermeister, Tulpenweg 4, Biel", in *Bieler Tagblatt,* 25. Juni 1980.

18 Siehe Gamboni 1983 (*op. cit.*, Fußnote 1), S. 69–84 und 85–104, ebenso wie Gamboni 1985 (*op. cit.*, Fußnote 1). Das Phänomen der Interaktion, das die Fälle

von Ikonoklasmus zu untersuchen erlauben, findet nicht sein Ende mit der Aggression selber. Man kann nicht genug auf die Folgeerscheinungen hinweisen bis hin zu den Verhandlungen betreffs einer eventuellen Restauration des Werkes und einer Entschädigung des Künstlers oder des Besitzers. Die Situationen, wo eine richterliche Entscheidung hinsichtlich eines Kunstwerkes verlangt wird, stellen im allgemeinen ein vorzügliches Beobachtungsfeld dar; siehe dazu die spannende Sammlung von Fällen, die von John H. Merryman und Albert A. Elsen zusammengestellt wurde: *Law, Ethics and the Arts: a Casebook*, New York 1979.

19 Siehe dazu vor allem P. Bourdieu 1983 (*op. cit,* Fußnote 3), ebenso wie P. Bourdieu (Hrsg.), *Un Art moyen. Essai sur les usages sociaux de la photographie,* Paris 1965, besonders S. 113-133. Die Studien über das, was Kant in seiner *Kritik der Urteilskraft* negativ als „barbarischen Geschmack" bezeichnete, sind äußerst selten und oft auch unbrauchbar; eine bemerkenswerte Ausnahme stellen die Forschungsarbeiten dar, die in Schweden in den siebziger Jahren von Sven Sandström geleitet und durchgeführt wurden; siehe „A Common Taste in Art", in *Aris* 1977, und „Art in Public Space", in *Aris* 1978–1979.

20 Ein vergleichbarer Standpunkt leitet die Studie von D. Freedberg, der erklärt, daß „with the analysis of response, [...], we take into full account the dialectic between material image and beholder, and the history of images reclaims its rightful place at the crossroads of history, anthropology and psychology" (*op. cit.,* Fußnote 2, S. 8). Über die „moments de dysfonctionnement" als „moments de vérité par excellence", siehe Enrico Castelnuovo, „L'histoire sociale de l'art. Un bilan provisoire", in *Actes de la recherche en sciences sociales,* Nr. 6, Dez. 1976, S. 63–75.

21 Siehe Sandström 1978–1979 (*op. cit,* Fußnote 19), besonders S. 88–95: „No Information Becomes Misinformation".

22 In ihrer Diskussion über „Marketing-Strategien" zur Erhöhung des Museumsbesuchs bezeichnen Hans-Joachim Klein und Monika Bachmayr ihre Zielgruppe als „Nichtbesucher" (*Museum und Öffentlichkeit. Fakten und Daten – Motive und Barrieren,* Berlin 1981, besonders S. 110.).

Rudolf Fisch

Vandalismus im öffentlichen Raum

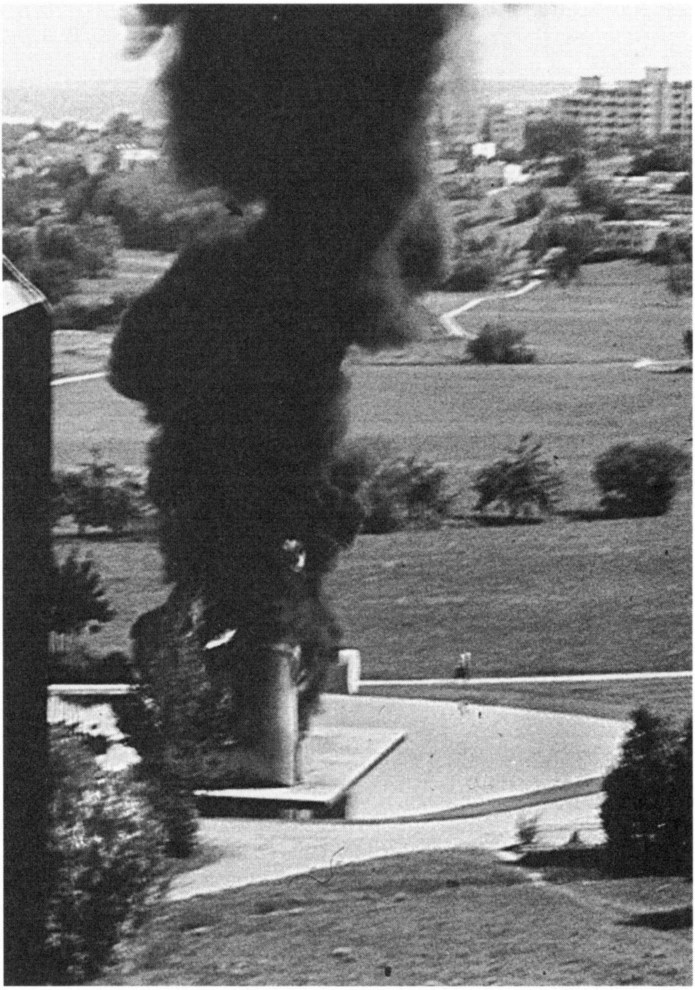

Brennende *Röhrenplastik* von F. Gräsel, (Konstanz, Universität).

Der folgende Beitrag befaßt sich mit Vandalismus an Objekten im öffentlichen Raum.[1] Die vandalisierten Objekte waren Häuser, Autos und Kunstwerke, die einer Art ritueller Zerstörung unterlagen. Anders als im Alltagsverständnis, bei dem vorwiegend nach den Ursachen und Verursachern von Vandalismus gefragt wird, nach deren Motiven, Zwecken und Zielen, geht es hier um einen interpretativen Ansatz bei der Analyse des Zerstörungsprozesses. Durch eine solchermaßen veränderte Perspektive im Hinblick auf die Prozesse sollen angemessenere Erklärungen und Schlußfolgerungen über Ursachen und Verläufe von Vandalismus möglich werden, als es alltagspsychologische Kausalerklärungen nahelegen.

Was ist die heutige Wortbedeutung von „Vandalismus"? Darunter wird die Zerstörung, ja Verwüstung von Objekten und Anlagen ohne erkennbares Ziel verstanden. Vandalismus scheint ohne sinnhaftes Motiv zu sein und in hohem Maße irrational. Bei der Ausführung wird viel physische Energie aktiviert. Die Handlungen haben keinen erkennbaren instrumentellen Wert innerhalb einer Handlungskette oder im Hinblick auf weiter gesteckte Handlungsziele. Die zerstörten Objekte haben in der Regel nicht nur einen materiellen Wert, sondern auch bestimmte Symbolwerte, weshalb „Vandalismus" als so provozierend erlebt wird.

Es gibt sehr unterschiedliche Weisen, Formen und Prozesse von Zerstörung, je nach Objektart. Deshalb muß, trotz vieler Ähnlichkeiten im äußeren Erscheinungsbild, vom Entstehungsprozeß her im Hinblick auf den Objekttypus differenziert werden. Mit Parkbänken wird anders umgegangen als mit Kirchen und Friedhöfen und wiederum anders als mit Autos, Häusern und Kunstwerken im öffentlichen Raum. Zum Beispiel sind umstrittene Bildhauerobjekte mit figürlichen Darstellungen im öffentlichen Raum in den letzten dreißig Jahren verschiedentlich geteert und gefedert worden, so die *Sitzende* von Henry Moore, als sie noch vor dem Wuppertaler Schwimmbad plaziert war; auch in Großbritannien hat es derartige Fälle gegeben.[2] Solche Atavismen sind zerstörten nicht-figürlichen Objekten, soweit bekannt, bisher nicht widerfahren. Als Interpretation kommt daher in Frage, daß es sich um an Symbolen vollzogene Handlungen handelt.

Im folgenden geht es nur um den spontan auftretenden, anonymen Vandalismus und nicht um andere Formen, wie etwa räuberischen, taktischen, ideologischen, spielerischen, böswilligen Vandalismus oder Vandalismus aus Rache.[3] Aktionen wie Kirchen- und Friedhofsschändungen, herausgerissene Parkbänke, zerstörte Telefonzellen oder verwüstete Kinderspielplätze sind nicht Gegenstand meiner weiteren Ausführungen, auch nicht instrumentelle Zerstörungen, zum Beispiel sorgfältig geplante Terror-Akte oder eine „Heldentat" wie die des Herostratos, der 356 vor Christus den berühmten Tempel der Göttin Artemis von Ephesos in Brand steckte, nur um – wie er eingestand – berühmt zu werden. Brandschatzung von Kunstobjekten gibt es durchaus noch heute: Der oder die Brandstifter, die ein Objekt von Friedrich Gräsel unweit der Universität Konstanz in Brand steckten, wollten offenbar nicht bekannt werden, denn niemand rühmte sich dieser Tat.

Ich kann leider keine das alltägliche Erklärungsbedürfnis befriedigende, ohne Rest aufgehende Erklärung der Ursachen für das Auftreten von Zerstörung im öffentlichen Raum anbieten. Wahrscheinlich ist es auch nicht möglich, bei so vielfältigen Phänomenen, wie sie beim Vandalismus beobachtet werden, jenen gewünschten einheitlichen Zusammenhang herzustellen, der durch die Verwendung des Begriffs „Vandalismus" nahegelegt wird. Statt dessen möchte ich Verlaufsgesetze, die bei der Zerstörung von Objekten im öffentlichen Raum erkennbar werden, thesenartig herausarbeiten.

Ich will auch Antworten versuchen auf die Fragen: Wer sind die „Vandalen" heute? Sind es einzelne, sind es mehrere, die diese Objektveränderungen herbeiführen? Wie? Mit welchen Mitteln? Zu welchen Gelegenheiten? Wie sind die Objektbeschaffenheiten, die zu derartigen Manipulationen anregen? Welche Veränderungen treten auf? Was ist das soziale und kulturelle Umfeld für solche Aktionen?

Das Vorgehen entspricht den sogenannten nicht-reaktiven Verfahren in der empirischen Sozialforschung.Ich beobachtete, photographierte, protokollierte und analysierte systematisch vor allem die Spuren von Manipulationen an aufgegebenen Häusern,

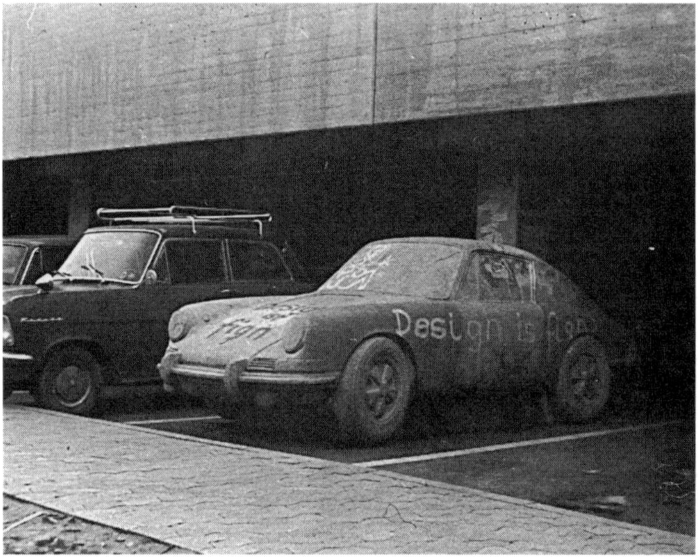

Hubert Bechtold, *Betonporsche*, 1974, im Parkhaus der Universität Konstanz.

verlassenen Autos und Kunstobjekten im öffentlichen Raum. Zunächst stieß ich durch Zufallsbeobachtungen auf Objekte, später suchte ich systematisch nach „zerstörungsverdächtigen" Objekten. Da die Manipulierenden selten in Aktion beobachtet werden können, muß aus den Spuren auf die Art der an den Objekten vollzogenen Handlungen geschlossen werden. Bei der Analyse des Materials arbeite ich mit den Mitteln der systematischen Einzelfallstudie, des Vergleichs und des Analogieschlusses.

Die zerstörten Objekte, also Autos, Häuser und Kunstobjekte, werden im allgemeinen als wertvoll erachtet, sie sind hoch geschätzt und es bestehen in aller Regel enge und positive, fast personale Beziehungen zu ihnen. Autos und Häuser sind gestaltete Objekte, meist mit bemerkenswerten ästhetischen Qualitäten.
Das begründet ihre Nähe und Nachbarschaft zu von Bildhauern geschaffenen Kunstobjekten. Bei einem meiner Studienobjekte mit Zerstörungsspuren, dem *Betonporsche* von Hubert Bechthold

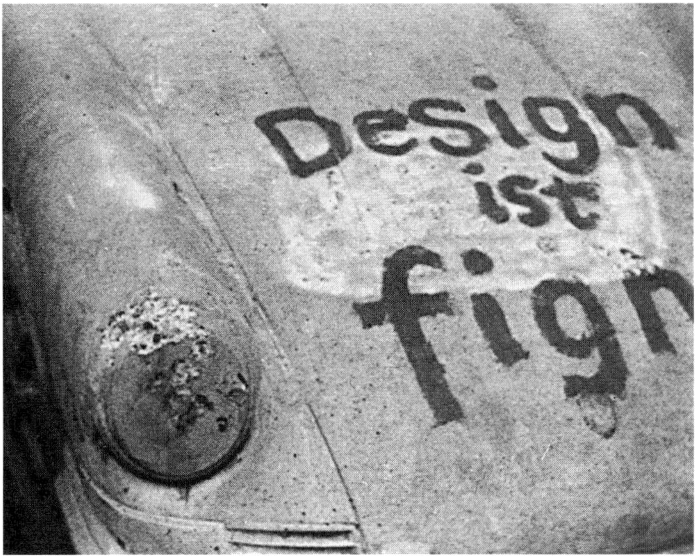

Betonporsche (Detail): „eingeschlagener" Frontscheinwerfer. Der andere Scheinwerfer blieb bis 1988 einschließlich unversehrt.

(Bregenz), handelt es sich sogar um einen Fall von Isomorphie von Kunstobjekt und Auto.

Dieser *Betonporsche* steht seit der Mitte der siebziger Jahre auf einem festen (Park-)Platz im Parkhaus-Süd der Universität Konstanz. Er war immer wieder das Objekt von Manipulationen mit zerstörerischen Folgen; ferner wird von Zeit zu Zeit versucht, sein äußeres Erscheinungsbild zu verändern, wie auf den Fotos zu erkennen ist. Die Aufstellung des Objektes wurde seinerzeit von einer Leserbriefkampagne in der örtlichen Zeitung begleitet. Neben Argumenten des künstlerischen Wertes des Objekts spielte und spielt immer noch bei den „Gegnern" eine Rolle, daß das Objekt einen der knappen Parkplätze dauerhaft belegt.

Am Beispiel des *Betonporsche* kann eine Brücke geschlagen werden zwischen der Zerstörung von Autos und der Zerstörung von Kunst im öffentlichen Raum. Denn bei dem *Betonporsche* beobachtete ich gleichartige Zerstörungen wie bei verlassenen Autos,

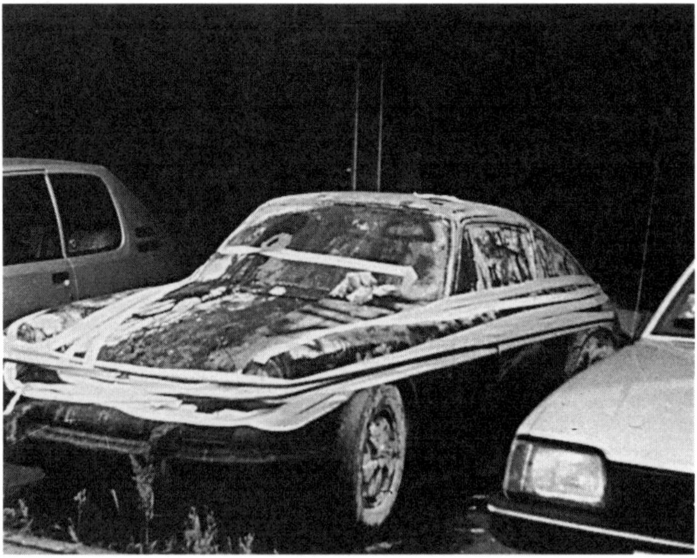

Betonporsche, Juli 1988. Er wurde seither fünfmal „verziert“.

zum Beispiel: Ein „Front-Scheinwerfer“ am *Betonporsche* wurde schon bald nach seiner Aufstellung mit einem sehr harten Gegenstand „eingeschlagen“, so daß deutliche Spuren von Betonabsprengungen zu sehen sind. Dies ist eine typische Zerstörungsform an Autos; weitere Zerstörungsweisen und ihr charakteristischer Verlauf sollen an verschiedenen Fällen demonstriert werden, bei denen über längere Zeit offensichtlich kein Eingriff durch irgendwelche ordnenden Kräfte erfolgte, zum Beispiel indem die Objekte (Autos) beseitigt worden wären.

Ich beschreibe zunächst die Phänomene, arbeite die Gesetzmäßigkeiten im Verlauf heraus und liefere anschließend eine Interpretation in Form von acht Thesen. Gleichartige, spontan auftretende Zerstörungen beobachtete ich auch an verlassenen Häusern, bei denen ganz ähnliche Verläufe der Metamorphose zu beobachten waren; aus Platzgründen wird hier jedoch nicht darüber berichtet.

Quasi-rituelle Zerstörung von Autos

Anhand einer Serie von Aufnahmen läßt sich die quasi-rituelle Zerstörung von Autos illustrieren. Die Bilder stammen von zwei Parkplätzen der Universität in Saarbrücken, an der ich 1970–74 gearbeitet habe. Der äußere Parkplatz ist von der vorbeiführenden Durchgangsstraße gut einzusehen und wird täglich stark genutzt. Der andere liegt im großen Innenhof des ehemaligen Kasernengeländes, das heute als Universität genutzt wird.

Etwa Mitte Juli 1970 wurde ein älterer Peugeot 403 unverschlossen und ohne Nummernschild auf dem äußeren Parkplatz abgestellt. Nach einer Woche fehlte das linke Vorderrad. Zwei weitere Wochen lang geschah nichts. Ich konnte den Wagen von meinem Arbeitszimmer aus gut beobachten und dann eines Tages folgendes protokollieren: „14^{30} Uhr: Fünf junge Männer wuchten unter lauten ‚Hau-Ruck'-Rufen mit einem herumliegenden Baumstamm das Auto hoch und lassen es auf der Seite liegen. 20^{20} Uhr: Zwei Männer mittleren Alters entsteigen einem neuen Mercedes 200 und entnehmen etwas aus dem Kofferraum des Peugeot, tragen es zu ihrem Wagen und fahren weg. 20^{45} Uhr: Die beiden Männer kommen wieder, haben Werkzeug mitgebracht. Inzwischen ist es dunkel geworden; die Männer arbeiten ohne Licht. 21^{15} Uhr: Laute Schlaggeräusche, es wird etwas demoliert und herausgebrochen. Zwei Minuten später fährt der Mercedes fort."

Ich schaute mir das Werk der beiden im Scheinwerferlicht meines Wagens an: Die vordere Blattfeder war ausgebaut worden, Gegenstände aus dem Kofferraum lagen auf der Erde herum. Einige Tage später, Ende Juli 1970, bot sich folgendes Bild: Neben dem umgekippten Peugeot ist ein anderer Wagen ohne Nummernschild zu sehen: Eine damals intakt erscheinende, verschlossene Renault Dauphine. Eine Studentin hatte, weil sie auf eine Studienreise ins Ausland ging, das vorübergehend abgemeldete Auto auf dem Parkplatz den Sommer über abstellen wollen. Am 19.8.1970 notierte ich: „Am Nachmittag inspiziert ein circa 40jähriger Mann in einem Monteuranzug den Wagen." Bereits am 20.8.1970 ließen sich die ersten kleinen Beschädigungen beobachten, denen bis 1973 die komplette Zerstörung des Wagens folgte.

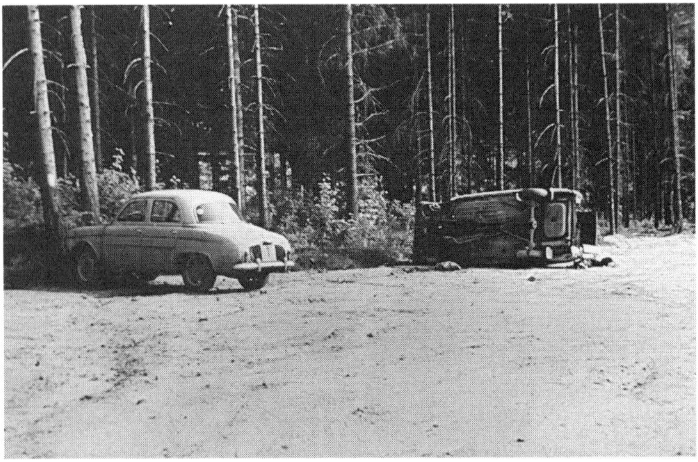

Peugeot 403 auf dem Parkplatz der Universität des Saarlandes, Saarbrücken. Der Wagen liegt auf der Seite, der Kofferrauminhalt ist auf dem Boden verstreut, die Vorderachse wurde gerade ausgebaut. Daneben eine unversehrte Renault Dauphine, ohne Nummernschild. Ende Juli 1970.

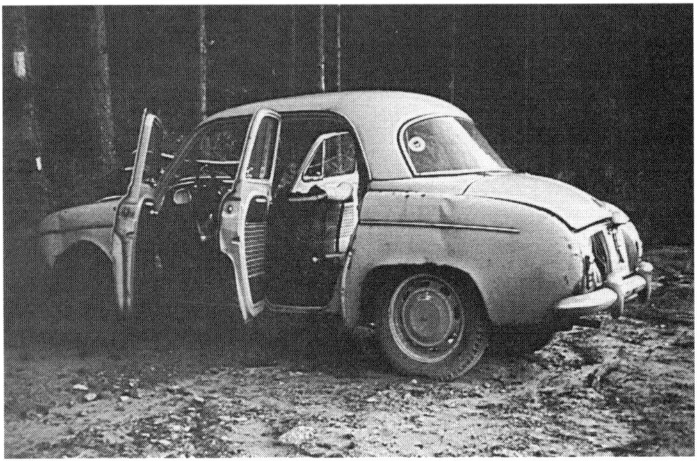

20. bis 30. August 1970: Das „Ausschlachten" hat begonnen, erste kleine Zerstörungen.

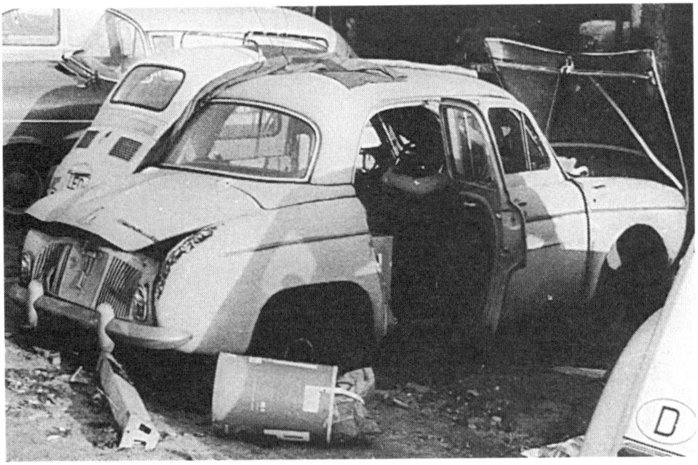

Mitte Oktober 1970: Spuren kräftiger Beschädigung, vermutlich mit Straßenbegrenzungspfahl (vor dem Heck am Boden liegend). Beginn der Müllablagerung.

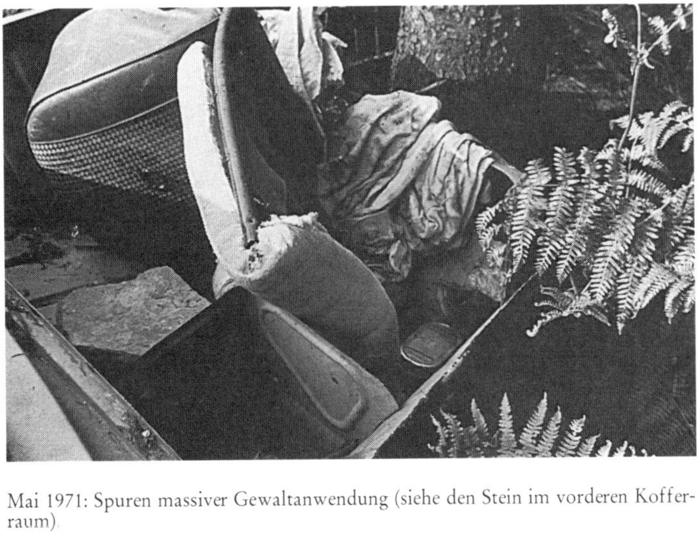

Mai 1971: Spuren massiver Gewaltanwendung (siehe den Stein im vorderen Kofferraum).

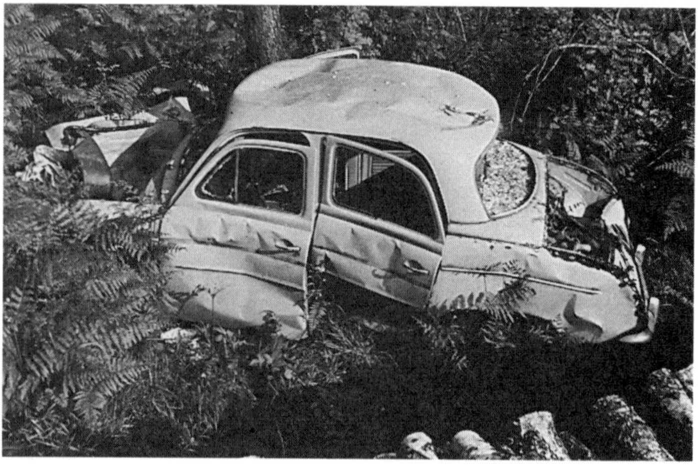

Mai 1971: Das Auto war im Winter in den Wald verbracht worden.

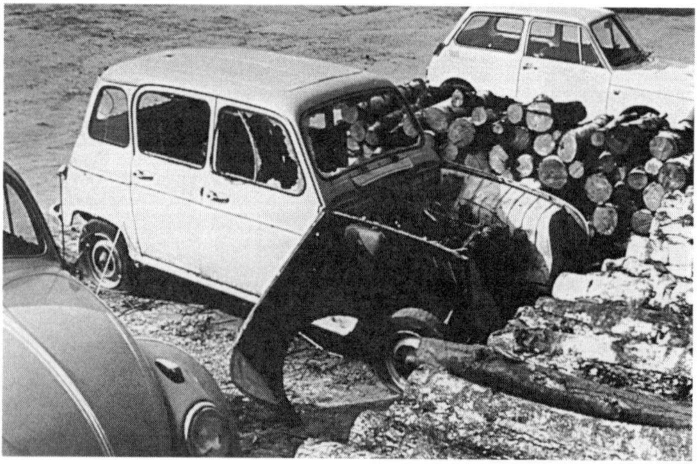

Mai 1971: Teilzerstörter Renault R 4 am ursprünglichen Standplatz der Renault Dauphine.

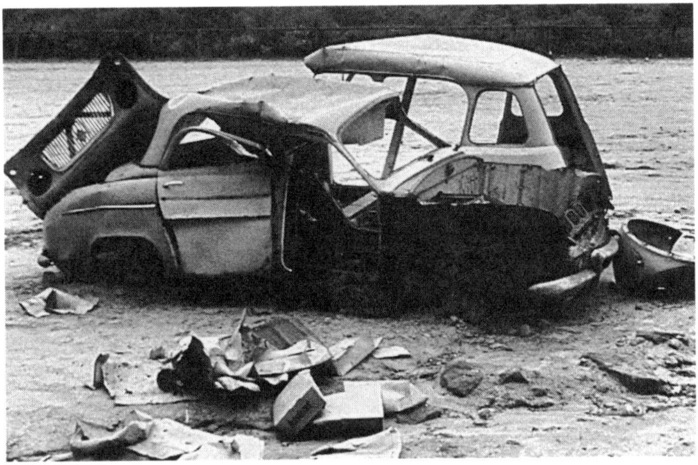

April 1972: Dauphine und R 4 sind auf die Mitte des Parkplatzes verbracht worden. Rundherum Papier- und Schuttablagerungen.

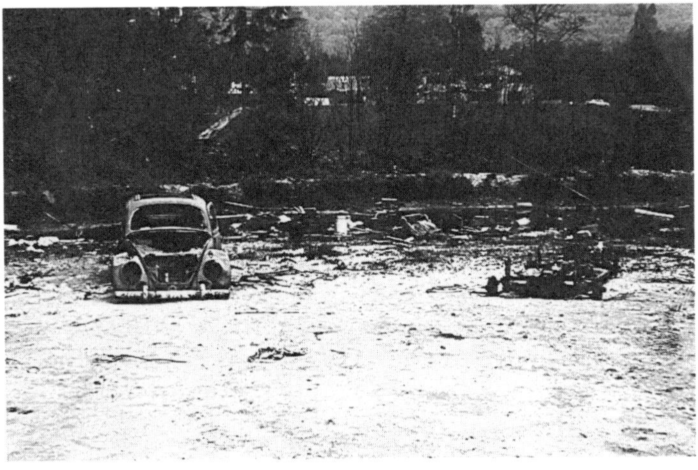

Juli 1973: Die Reste beider Autos liegen am Ende des Parkplatzes verstreut. Im Vordergrund rechts Reste des Peugeot 403. Im Sommer 1974 wurde dann der gesamte Autofriedhof und die damit verbundene wilde Müllkippe geräumt.

Wie schnell die Vandalisierung eines Autos erfolgt, scheint vom Grad der sozialen Kontrolle abzuhängen. Anonymität begünstigt die Schnelligkeit der Zerstörung. Zimbardo machte dazu ein Feldexperiment. Er stellte in New York und in Palo Alto, Kalifornien – einer im Vergleich zu New York kleinen Stadt –, jeweils in Universitätsnähe einen gut erhaltenen Wagen ab, ohne Nummernschild und mit geöffneter Motorhaube. In New York dauerte es zehn Minuten, bis die ersten Autobastler kamen und den Wagen ausschlachteten. Nach einem halben Tag begann schon die Phase der massiven Zerstörung und nach 26 Stunden war von dem Auto nur noch ein Haufen demolierten Metalls vorhanden. Drei Tage später begann das Zukippen des Wracks mit Müll.

In Palo Alto dagegen stand das Auto – ebenfalls ohne Nummernschild und mit offener Motorhaube –, in einer hübschen Einfamilienhaus-Gegend. Dort dauerte es acht Tage, bevor etwas geschah: Als ein Platzregen niederging, kam ein Mann aus einem der Häuser und schloß die Motorhaube. Dem Auto geschah auch in der weiteren Zeit nichts.

Auf dem Universitätsparkplatz in Saarbrücken konnte ich ähnliches beobachten: Die zerstörte Renault Dauphine stand auf dem Parkplatz *vor* der Universität. Zur gleichen Zeit stand auf dem Innenhof-Parkplatz ein alter VW mit vergleichbaren Verlassenheitszeichen über ein halbes Jahr lang völlig unbehelligt; an dem Wagen wurde nichts zerstört. Er wurde später abgeschleppt.

Aber man kann sich auf die soziale Kontrolle als Hemm-Mechanismus nicht verlassen: Auf dem gleichen Campus, an einer sehr belebten Stelle im Innenhof, hatte drei Jahre später ein Student über die Sommerferien ein Auto der Marke „Spitfire Mark 4 Coupé" abgestellt. Es sah gut aus, wies keine Verlassenheitszeichen auf, auch das Kennzeichen war gültig. Nach sechs Wochen hatte der Wagen einen deutlichen Überzug aus Staub. Leider habe ich ihn nicht fotografiert, weil ich nicht annahm, daß etwas passieren würde. Nach zwei Monaten teilte er das Schicksal der Renault Dauphine: Das zerstörte und ausgebrannte Wrack fand sich eines Tages etwa 200 Meter weiter im angrenzenden Wald.

Spontane Zerstörungen im öffentlichen Raum – acht Thesen

Die Generalthese ist: Spontane Zerstörung von Objekten ist eine regelhaft ablaufende, meist sehr intensive und heftige Form der Auseinandersetzung mit der sächlichen Lebenswelt. Objektcharakteristika wie ihr Symbolwert und ihr Bezug zur unmittelbar umgebenden Umwelt liefern wesentliche Parameter für die Art und Weise der Manipulationen an den Objekten. Im Sinne einer Arbeitsdefinition kann festgehalten werden: „Vandalismus ist eine Form von Veränderungen oder Manipulationen an Objekten mit zerstörerischen Folgen." Am Ende ist das Objekt in einem Zustand, der nicht nur als defekt oder kaputt, sondern als „zerstört", ja „verwüstet", charakterisiert werden muß. Mit dieser Umschreibung wird auch deutlich, daß bei der Bewertung „zerstörerisch" überwiegend eine normative Handlungs- und vor allem Ergebnisbewertung stattfindet.[4]

Folgende acht Charakteristika sind kennzeichnend für spontane Zerstörungen:

1. *Phasisch-zyklischer Verlauf:* Die Zerstörung eines Autos, Hauses oder Kunstwerks erfolgt in der Regel nicht zu einem Zeitpunkt durchgehend von Beginn bis Ende. Vielmehr handelt es sich um einen zeitlich verteilten Prozeß aktiver Phasen mit dazwischen liegenden längeren Phasen des In-Ruhe-Lassens. Analytisch zu trennen ist also der einzelne zerstörerische Akt und der Prozeß mit seinem (End-)Ergebnis.

Die meisten Aktionen werden am lichten Tage durchgeführt. Wie lange ein zerstörerischer Prozeß dauert, hat anscheinend etwas zu tun mit der umgebenden Kultur, insbesondere mit den Werthaltungen gegenüber Eigentum.

2. Die Manipulationen am Objekt werden in der Regel *nicht von einer Person allein* durchgeführt. Es sind verschiedene Personen, die zu verschiedenen Zeiten unterschiedliche Handlungstypen ausführen.

Nach meinen bisherigen Beobachtungen werden selten einzelne Personen aktiv, sondern meistens sind es Paare oder aber kleine Gruppen.

3. Die später zerstörten Objekte scheinen *Aufforderungscharakte-*

ristika zu besitzen, die zur Manipulation an ihnen anregen. Die wichtigsten sind: Anzeichen der Nicht-Benutzung, des Verlassenseins, des Herrenlosen, des scheinbar Wertlosen.
4. Unter bestimmten Umständen kann es zu *differenzierter Zerstörung* kommen, das heißt nur bestimmte Teile eines Objekts erfahren Veränderungen. Beispiele: Zerstörung der Scheinwerfer und Rückscheinwerfer an der Renault Dauphine, Abreißen von Scheibenwischern, Türgriffen; „Einschlagen" der Scheinwerfer am Kunstobjekt *Betonporsche.*
5. Die Zerstörung läuft, mit Ausnahme der direkten Brandstiftung *in quasi-ritueller Form* ab. Folgende Stadien lassen sich beispielhaft bei der Zerstörung von Autos ermitteln.
Stadium 1: Einige Anzeichen deuten darauf hin, daß das Auto vom Besitzer verlassen oder längere Zeit nicht gebraucht wurde. Es ist mit einer Staubschicht überzogen, die Reifen sind luftarm, das Auto macht einen ungepflegten Eindruck. Deutlichere Verlassenheitszeichen sind: Das Fehlen der Kennzeichen, eine geöffnete Motorhaube, Aufgebocktsein über längere Zeit. Oftmals reicht ein Anzeichen allein.
Stadium 2: Alle brauchbaren Teile werden ausgebaut, meist durch Jugendliche und Bastler.
Stadium 3: Zunächst kleine Zerstörungen: Scheinwerfer und Lampen werden zerstört („Augen auskratzen"?), Beulen eingeschlagen, abreißbare Teile wie Scheibenwischerarme, Türgriffe, Polster etc. werden entfernt.
Stadium 4: Massive Zerstörung mit Hämmern, Steinen, Balken, Stangen und ähnlichem. Die Karosserie wird beliebig verformt. Bisweilen werden Karosserie und Fahrwerk getrennt. Manchmal wird das Auto nach einiger Zeit in Brand gesteckt.
Stadium 5: Das Auto wird zum Abladeplatz für Abfall und Sperrmüll, sofern es sich in einer bewohnten Gegend befindet. Bisweilen werden das Auto oder der unmittelbar umgebende Ort zur Außentoilette gemacht.

Analoge Phänomene und Stadien finden sich bei der Zerstörung von Häusern, beginnend mit dem Einwerfen von Fensterscheiben über den Ausbau noch brauchbarer Teile und anschließender grober Zerstörung bis hin zum Abladeplatz für Sperrmüll.

6. Der Zerstörungsprozeß hat eine *deutliche Konstanz* im Ablauf und in seinen Erscheinungsformen, unabhängig vom Ort oder vom Land, in dem das Objekt steht. Bemerkenswert ist, wie systematisch und wie gründlich zerstört wird. Die Objekte werden nicht eher in Ruhe gelassen, bis die einstmals gestalteten und geformten Dinge in einen amorphen Zustand überführt worden sind.
7. Während des zerstörerischen Agierens kommt es, nach einem Überwinden gewisser Hemmungen, zu einem erheblichen *Kontroll- und Kritikverlust* gegenüber den eigenen Handlungen und dem eigenen Erleben. Mit Zimbardo kann man hier von einem Prozeß der Deindividuation sprechen, der sich in drei Phasen einteilen läßt.
Vorphase: Nach introspektiven Berichten von Beteiligten bei einem Feldversuch zur Demolierung von Autos, durchgeführt von einer Studentengruppe Zimbardos, gibt es zunächst einen inneren Widerstand, bevor die zerstörerische Aktion durchgeführt wird. Dem Bericht über innere Widerstände entspricht äußerlich sichtbares, zögerndes Verhalten gegenüber dem Objekt. Das zögernde Verhalten zu Beginn kann gedeutet werden als Durchlaufen eines Konfliktes vom Typus „Aufsuchen-Meiden".
Hauptphase: Sobald die ersten Manipulationen ausgeführt werden, kommt es zu einer Überwindung des Konflikts. „Der Bann ist gebrochen!" Fortan macht es Spaß zu erfahren, wie sich unter den Händen etwas verformt, sich etwas neu gestaltet (Bericht von Untersuchungspersonen).

Oft kommt es zu einem Aufschaukelungsprozeß: Die Manipulationen werden immer schneller und heftiger. In der Aufschaukelungsphase scheint die Selbstbeobachtung und die Aufmerksamkeit für soziale Berwertungen der eigenen Handlungen verringert zu sein. Die Agierenden kümmern sich anscheinend nicht mehr darum, bzw. sie sind dazu nicht mehr in der Lage, wenn ein bestimmter Punkt der Aufschaukelung überschritten worden ist. Die Akteure berichten, daß sie sich einfach „weggerissen" fühlten bis hin zu rauschartigen Zuständen. Die Beendigung einer Aktion geschieht in der Regel durch physische Erschöpfung des Akteurs oder durch das Fehlen weiteren verformbaren Materials, wenn also

weitere Manipulationen fürs erste zu keinen sichtbaren Veränderungen mehr führen würden. Manchmal kommt es dann nach einer Pause zu einem Wechsel der Manipulationswerkzeuge, zum Beispiel von Hämmern zu Eisenstangen oder Holzbalken, so daß weitere Verformungen möglich werden. Eine Variante besteht dann darin, das Objekt in Brand zu stecken, wenn anders keine sichtbaren Veränderungen mehr möglich sind.
Nachphase: Klingt die Erregung wieder ab, kann es zu einem erheblichen Erschrecken über die Ergebnisse des eigenen Handelns kommen. Die Beteiligten wundern sich oder erschrecken über sich selbst, daß sie sich zu einem Tun mit derartig zerstörerischen Ergebnissen haben hinreißen lassen.

Einen Beleg für die Ubiquität dieser Phänomene finden wir in einer Episode der Autobiographie Gerhard Hauptmanns, die über vergleichbare Erlebnisse berichtet und darüber hinaus noch weitere Aspekte aufzeigt, die hier aber nicht weiter verfolgt werden sollen (vergleiche Fußnote 1):

„In der Schule war unter einem ehemaligen Feldwebel, Großmann, Exerzieren eingeführt: Rechts um, links um! Augen rechts, Augen links! Vorwärts marsch! (...)

Die Dorfschule hatte sechs Trommeln gekauft: alles Martialische kam nach dem Kriege und Siege in Aufnahme. Das Glück war mir hold, und ich wurde einer der Trommler. Wir durften dreiviertel Stunden vor dem Ende des Unterrichts unsere Trommeln umschnallen, um uns zunächst für den Schulspaziergang einzuüben. Wer faßt es wohl heut, was dies uns Jungen bedeutet hat? (...)

Das Trommeln machte uns Freude, ganz gewiß, aber wie es nun einmal bei Jungens nicht anders ist, wir vergaßen es auch zuweilen. Wir entfernten uns gelegentlich weiter vom Ort und trafen einmal auf eine große Kröte. Plötzlich hatten wir alle den einen Gedanken, daß in ihr ein Feind, etwa der Feind Deutschlands, inkarniert wäre, und da man auf dem Gelände überall faustgroße Steine aufnehmen konnte, kam es sogleich zur Steinigung. Wir warfen die Steine mit einer Wut auf das häßliche Tier, die es in wenigen Augenblicken nach seinem letzten, menschlich erstaunten, menschlich protestierenden Gequiek zu Mus machte. Aber zu schleudern und immer wieder in sinnlosem Rasen Steine über Steine zu schleudern, hörten wir darum noch lange nicht auf. Am Ende ist von dem armen verwunschenen Gottesgeschöpf nichts irgend Kenntliches übriggeblieben.

Wie kamen wir nur zu diesem Ausbruch besinnungslos mörderischer Leidenschaft?" (Hauptmann, 1962, Seite 561 f.)[5]

Aufschlußreiche Tatbegründungen von Akteuren, die Kunstwerke zerstörten, berichtet Pickshaus (1988).

8. Die Wahrscheinlichkeit, Schnelligkeit oder Leichtigkeit, mit der ein Objekt der Gegenstand von Attacken werden kann, ist unter anderem eine *Funktion sozialer Anonymität.* Das Ausmaß sozialer Kontrolle ist eine wichtige Größe für das Auftreten bzw. Ausbleiben von spontaner Zerstörung. Bei hoher sozialer Kontrolle ist spontane Zerstörung in der Anfangsphase des Prozesses offensichtlich erschwert oder es kommt gar nicht erst zum ersten, „bahnbrechenden" zerstörerischen Akt.

Verhaltenstheoretische Interpretation

Die Akteure sind nicht so sehr zielgeleitet von einem Vorstellungsbild des späteren Endzustandes ihrer Handlungen, sondern die Aktion erhält sich aus der momentanen Freude an der Veränderung, aus der Erfahrung der eigenen Wirksamkeit, aus der Freude an den unmittelbar auftretenden Handlungseffekten und der begleitenden lustvollen Erregung. Zusammenfassend könnte man von „Funktionslust" sprechen. Dabei handelt es sich um relativ kurzfristige, selbstgesteuerte Kreisprozesse in den Handlungsabläufen, wobei die nachfolgende Handlung überwiegend aus der vorhergehenden Handlung ihre Anregung und Steuerung erfährt. Nicht die Vorstellung vom Endzustand des Objekts ist das motivierende Agens, sondern die Ausführung der Handlung selbst, die Orientierung auf die Aktion ist das, worauf es dem Handelnden ankommt. (In der Alltagssprache von Jugendlichen heißt das beispielsweise: „Etwas los machen.") Ohne damit etwas Schlimmes verharmlosen zu wollen, könnte man dennoch auf das teilweise Spielerische verweisen, auf die Lust am Austoben; die Zerstörung wird so zu einem nicht unbedingt gewollten Nebenergebnis der Aktivitäten.

Damit ist ein Unterscheidungskriterium gewonnen zwischen Spontan-Zerstörung und instrumenteller Zerstörung. Bei der Spontan-Zerstörung ist das konsumatorische Ziel die Ausführung der Handlung selbst. Bei instrumenteller Zerstörung ist das Handlungsziel die Zerstörung des Objekts, das einem Zweck dient. An die Stelle des Zerstörten tritt möglicherweise etwas gewollt Anderes, etwas Neues, zum Beispiel nach dem Hausabriß ein Neubau. Anstelle des Zweckes eines Objekts kann auch sein Symbolwert stehen; indem das Symbol zerstört wird, beseitigt man das, wofür das Symbol steht, zum Beispiel wenn das Reiterstandbild eines ehemaligen Potentaten unter Beteiligung einer Zuschauermenge gestürzt wird.

Es gibt so etwas wie einen Punkt des Umschlagens, einen qualitativen Sprung in der Art der Manipulation am Objekt, von dem an rapide und massiv zerstört wird: Er liegt im Ablauf nach den kleinen Zerstörungen, „wenn es offensichtlich nicht mehr darauf ankommt“.

Daraus kann abgeleitet werden: Wer Vandalisierung vermeiden will, sollte Sorge dafür tragen, daß die kleinen Zerstörungen nicht auftreten oder deren Spuren schnell wieder beseitigt werden, um keine Anreize für weitergehende Zerstörungen zu bieten. Denn sonst gibt es rasch kein Halten mehr (weitere Hinweise zusammenfassend bei Koch, 1986).

Was ist das kulturelle Umfeld solcher zerstörerischen Aktionen? Die Antwort muß hier recht allgemein bleiben und deutet nur die Richtung der Vermutungen an, die man in diesem Zusammenhang hegen kann. Überspitzt und vereinfacht läßt sich feststellen: Der Zeitgeist als kulturelle Kontextvariable verlangt nicht primär persönliche Handlungskontrolle, Akzeptieren persönlicher Verantwortlichkeit, das Gefühl der Verpflichtung der Allgemeinheit und allgemeinem Gut gegenüber, sondern favorisiert wird ein impulsgesteuerter Hedonismus und sympathisiert wird (heimlich) mit eher anarchischen Verhältnissen. Der Umgang mit öffentlichem Gut, das frühere Allmende-Bewußtsein der Teilhabe an allgemeinen Gütern, ist kaum Gegenstand des Nachdenkens oder normativer Handlungssteuerung im Alltag. Es geht viel mehr um das Auslebendürfen oder -sollen von Impulsen ohne besondere Rücksichtnahme auf andere oder anderes. Rationale Handlungskontrolle wird abgewertet gegenüber emotional geprägter Spontaneität.

Im Grunde sollte es diesbezüglich kein Entweder-Oder geben, sondern das Problem ist eines der Balance zwischen beiden Polen. Nietzsche hat es als Gegensatz von apollinisch und dionysisch in unserem Leben und Erleben beschrieben.

Literatur

Chicota, R. A. & Moran, M. C. (1975). Riot in the cities. An analytical Symposium on the causes and effects. Rutherford: Farleigh Dickinson University Press.

Hauptmann, G. (1962). Sämtliche Werke. Herausgegeben von H.-E. Hass. Band VII: Autobiographisches. Berlin: Propyläen.

Heer, F. (1973). Zur Sozialgeschichte der „Freude an der Zerstörung". In: R. Kurzrock (Hg.), Ideologie und Motivation. Berlin: Colloquium Verlag, 105– 113.

Klockhaus, R. & Habermann-Horbey, B. (1986). Psychologie des Schulvandalismus. Göttingen: Hogrefe, 1986.

Koch, J. J. (1986). Vandalismus – Sozial- und umweltpsychologische Aspekte destruktiven Verhaltens. Gruppendynamik, 17, 65–82.

Lévy-Leboyer, C. (Hrsg.) (1984). Vandalism. Behaviour and Motivations. Amsterdam: North-Holland.

Milgram, S. (1970). Das Erleben der Großstadt. Eine psychologische Analyse. Zeitschrift für Sozialpsychologie, 1, 142–152.

Milgram, S. & Toch, H. (1968). Collective behavior: Crowds and social movements. In: Lindzey, G. & Aronson, E. (Hrsg.). Handbook of Social Psychology, vol. 4. Reading, Mass.: Addison- Wesley.

Pickshaus, P. M. (1988). Kunstzerstörer. Tatmotive und Psychogramme. Reinbek: Rowohlt.

Schuch, E. (1973). Die Rolle latenter und manifester Gewaltsamkeit bei der Bewältigung von Konflikten in der modernen Gesellschaft. In: R. Kurzrock (Hrsg.). Ideologie und Motivation. Berlin: Colloquium, 123-135.

Siedler, W. J. (1964). Die gemordete Stadt. Berlin: Herbig.

Zimbardo, P. G. (1973). A field experiment in auto shaping. In: C. Ward. (Hrsg.). Vandalism. London: Architectural Press.

[1] Erweiterte und modifizierte Fassung meines Vortrags bei der Münsteraner Konferenz. Wertvolle Gedanken und Anregungen zur Überarbeitung des Manuskripts verdanke ich den Diskussionen in Münster sowie einer kritischen Durchsicht des Manuskripts durch meinen Konstanzer Kollegen, Prof. Dr. Kurt Lüscher. Anregungen zur Beschäftigung mit dem Thema erwuchsen aus verschiedenen Lehrveranstaltungen zum Thema „Aggression“; Langzeitbeobachtungen an Kunstobjekten im öffentlichen Raum, Häusern und Autos, die systematisch zerstört wurden, sowie einem Kongreßvortrag und Publikationen von Phil Zimbardo über die Vandalisierung von Autos als Parallele zu extremer Gewalttätigkeit gegenüber Menschen (z. B. Zimbardo, 1973).

[2] Siehe hierzu die Beiträge von Christian Sabisch sowie Richard Calvocoressi in diesem Band.

[3] Auf die vielfältigen Formen von Vandalismus mit seinen unterschiedlichen Entstehungsbedingungen und Verursachungen gehen zum Beispiel Koch, 1986, oder Lévy-Leboyer, 1984, ein.

[4] Eine Objektveränderung als Zerstörung oder als „Vandalismus“ zu benennen, ist in der Regel eine Zuschreibung mit dem Anspruch einer Ursachenerklärung, zum Beispiel Lust am Zerstören. Genau besehen findet bei der Etikettierung als „Vandalismus“ jedoch nur eine retrospektive Bewertung, vielleicht sogar eine retrospektive Sinngebung, meist als Handlung ohne Sinn, statt. Andere retrospektive Bewertungen des Handlungsergebnisses sehen den Vandalismus als Folge von Regelüberschreitungen, von Normverletzungen. Solche kurzgreifenden Bewertungen können allerdings den Blick für weitere Erklärungsmöglichkeiten verstellen.

Das Handlungsergebnis ist im Grunde nämlich diffizil zu bewerten. Denn die Veränderung am Objekt kann in positiver Absicht erfolgen, zum Beispiel wenn ein Künstler aus einem großen Stein ein Monument formt. Dazu muß er viel von der ursprünglichen Substanz abtragen, also die ursprüngliche Gestalt zerstören. Die Veränderung kann auch in „böser Absicht“ erfolgen; das Ergebnis ist die Zerstörung oder Beseitigung von etwas Ungeliebtem. Die Veränderung kann auch die Folge von Zufälligkeiten sein; junge Säugetiere inklusive der Menschen erkunden gerne Objekte, indem sie sie „zerlegen“; nachher werden die Objekte in der Regel nicht mehr zusammengesetzt. Nur von außen betrachtet ist das Objekt nun „zerstört“.

[5] Diesen Hinweis verdanke ich Prof. Dr. Dieter Arendt, Marburg, der noch auf einen weiteren Vandalismus-Kröten-Text verwies: Christian Gotthilf Salzmann: Conrad Kiefers ABC und Lesebüchlein oder Anweisung auf natürlichste Art das Lesen zu erlernen (1798), Stück 75, Die Kröte.

Richard Calvocoressi

Standortsuche

Die britische Skulptur in den fünfziger Jahren

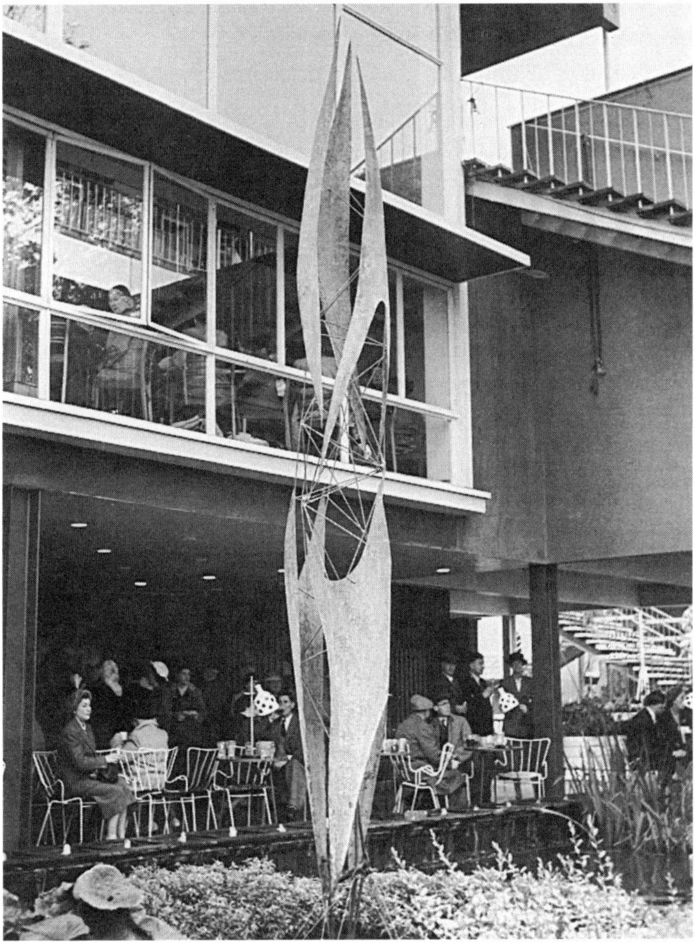

Lynn Chadwick, *Zypresse*, 1951. Während des Festival of Britain vor dem Regatta-Restaurant an der South Bank aufgestellt.

„Der Bildhauer muß ins Freie herauskommen, in die Öffentlichkeit – in die Kirche und auf den Marktplatz, ins Rathaus und in den öffentlichen Park; sein Werk muß sich majestätisch über die Agora, das versammelte Volk, erheben. Aber man muß auch darauf hinweisen, daß das Volk der Skulptur würdig sein sollte."
Herbert Read, 1948

„Der übliche unmittelbare Grund, weshalb Architekten keinen Gebrauch von der Skulptur machen, ist ein finanzieller; der tiefere Grund liegt darin, daß uns als Gesellschaft die Kraft zu einer heroischen Vision fehlt."
John Berger, 1954

Renaissance der Skulptur

In einem Zeitraum von rund 15 Jahren nach dem Ende des zweiten Weltkriegs hat Großbritannien eine Wiederbelebung des Interesses an den Möglichkeiten der Skulptur als öffentlicher Kunst im Außenraum erfahren, wie man sie seit viktorianischen Zeiten nicht mehr gesehen hatte und auch seither eigentlich nicht mehr erlebt hat.[1] Im 19. Jahrhundert konnten, im Vertrauen auf weit verbreitete soziale, politische und religiöse Ideale, erbauliche oder erinnernde Monumente mit einer geläufigen bildhauerischen Symbolik noch leicht und ohne großen Ärger auf nahezu jedem Marktplatz im Land errichtet werden. Und in den frühen sechziger Jahren dieses Jahrhunderts war es schon wieder fast selbstverständlich geworden, daß man sich an der Gesundheit der britischen Skulptur erfreute, wobei diesmal auf ihr hohes internationales Ansehen hingewiesen und amtliche Stellen wie der London County Council (L.C.C.) und der Arts Council für den Wagemut gelobt wurden, mit dem sie Werke für öffentliche Standorte in Auftrag gaben. „Man sagt, es gebe heute in diesem Land mehr Bildhauer als je zuvor und, durch ein glückliches Zusammentreffen, mehr Arbeitsgelegenheiten für sie", schrieb ein *Times*-Korrespondent im Oktober 1962 und fügte hinzu: „Die Skulptur wird heute mehr und mehr zum Bestandteil der Gebäude, die uns umgeben."[2]

Den Skulpturen, die in London seit dem Krieg an oder vor neuen Gebäuden angebracht worden waren, widmete der Kunstkritiker Edwin Mullins eine Übersicht, die im August 1962 in *Apollo* veröffentlicht wurde.[3] Mullins lenkte die Aufmerksamkeit auf die einfallsreichen Bemühungen des L.C.C., der seit 1956 für seine Schulen und Wohnsiedlungen jährlich Bildhauerarbeiten im Wert von £ 20.000 angekauft hatte. Auf seinen überaus wertvollen Bericht folgte nur ein gutes Jahr später ein kurzer Artikel von Dennis Farr (der damals an der Tate Gallery arbeitete) in *Country Life*, der sich skeptischer über den angeblich fortschrittlichen Geschmack amtlicher Stellen äußerte und zu dem gegensätzlichen Schluß gelangte, es sei „privaten Initiativen vorbehalten gewesen, einige der besten Arbeiten der Nachkriegszeit in Auftrag gegeben zu haben."[4] Beide Autoren waren sich jedoch über das zentrale und vielleicht unlösbare Problem einig, das sich zeitgenössischen Bildhauern stellt: wie ihre Arbeit und die moderne Architektur zu integrieren seien.

Die Schwierigkeit lag wohl in erster Linie im Fehlen einer Verständigung zwischen Architekten und Bildhauern; sie sprachen nicht die gleiche Sprache und wurden nicht von den gleichen Überzeugungen beflügelt. Wie weit sie sich auch von den Verpflichtungen einer erzählenden und gedenkenden Kunst entfernt haben mochte, die Skulptur war in den fünfziger Jahren doch noch immer in hohem Maße anthropozentrisch und, was die Materialien anging, traditionell, wenn auch das Metallschweißen dabei war, die teureren Techniken der Steinmetzarbeit und des Bronzegusses abzulösen. Auf der anderen Seite hatte die Bautechnik eine revolutionäre Umwälzung erfahren, und die Träume des „Modern Movement" wurden jetzt rasch in die Wirklichkeit umgesetzt. Billigere Baustoffe und neue Konstruktionsmethoden führten zu einer Architektur, die in Größenordnung, strenger Kontur und regelmäßiger, ja monotoner Oberfläche einen gewaltigen Unterschied zum überwiegenden Teil der Siedlungsbauten aus der Vorkriegszeit darstellte. Die Aussöhnung von Architektur und Bildhauerei wurde für die Bildhauer zu einer Herausforderung, und darüber, wie sie zu bewältigen sei, gab es widerstreitende Lehrmeinungen. Manche, darunter die Bildhauer Franta

Belsky und der allgegenwärtige Bainbridge Copnall, sprachen davon, die in Massenproduktion hergestellten Gebäude durch eine Ausstattung mit Skulpturen zu „humanisieren", womit sie sich der orthodoxen Sichtweise anschlossen, daß urbane Skulptur in ihrer Funktion im wesentlichen dekorativ oder „architektonisch" sei.[5] Andere, wie Hubert Dalwood und Henry Moore, verwahrten sich nachdrücklich gegen die utilitaristische „Idee, daß die Skulptur dazu herangezogen werden kann, einem Gebäude eine Tünche von Kultur zu verschaffen".[6] Für Moore symbolisierten jene Routinereliefs, die man vor dem Krieg von Künstlern zur Ausschmückung von Gebäuden erwartete, „die erniedrigende Unterwürfigkeit des Bildhauers dem Architekten gegenüber". Nachdem nun die Konzeption einer freistehenden, in räumlicher Beziehung zu einem Gebäude aufzustellenden Skulptur in der Praxis allgemein akzeptiert worden war – wenn auch oft nur als nachträglicher Einfall – sah er eine neue Gefahr voraus – die Einmischung der Architektur selbst: „Das Umfeld wirkt sich auf die Stimmung aus, in der man sich einer Skulptur nähert, und ein gutes Umfeld ist eines, in dem die richtigen Bedingungen für eine gründliche Würdigung ihrer Formen gegeben sind..."[7] Dies bedeutete ein Minimum an Fensterstrukturen im Hintergrund, die leicht mit Umriß und Masse der Skulptur konkurrieren könnten, besonders mit den freien organischen Formen, wie sie für Moores eigenes Werk charakteristisch sind.

Hätten die Architekten sich mit der Frage überhaupt beschäftigt, so hätten die meisten sich wahrscheinlich an der Vorstellung gestört, daß ihre Bauten eine Verbesserung durch Skulptur nötig haben sollten, während jene, die die Notwendigkeit eingeräumt hätten, dies ziemlich sicher aus Gründen des Prestiges getan oder die Skulptur als bloßen Raumfüller betrachtet hätten, bestenfalls als Verzierung der Architektur; es ist unwahrscheinlich, daß viele von ihnen für die Ausführung des Auftrags überhaupt einen bestimmten Bildhauer im Sinn gehabt hätten.[8]

In einer Zeit, in der die Existenz einer kollektiven Ikonographie nur schwer unterstellt werden konnte, war Reg Butler einer derjenigen, die wenig Anlaß sahen, der Skulptur den Status eines öffentlichen Objekts beizumessen. Nach dem Skandal um seinen preisgekrönten Beitrag zum Wettbewerb *Der unbekannte politische Gefangene* Anfang 1953 und der Kontroverse um seine Auftragsarbeit für die Eingangshalle des Hatfield Technical College zog er sich in eine Welt der persönlicheren Bedeutung zurück. Butlers einziger weiterer Auftrag für eine Arbeit mit bleibendem Standort, eine Skulptur für das neue, £ 2.000.000 teure Freizeitzentrum in Crystal Palace (im Süden von London), scheiterte am L.C.C. im Sommer 1963. Sein Vorschlag, einen großen weiblichen Akt aufzustellen, wurde mit der Begründung abgelehnt, er sei für seine Umgebung völlig belanglos, wo doch in Wirklichkeit „eine prächtige Skulptur, welche die Themen Vitalität, Kraft und Sport widerspiegelt“[9] gefragt sei. Scharfsinnigere Kritiker interpretierten die Affäre als Paradigma für die Weigerung oder Unfähigkeit des Künstlers, auf die besonderen Bedingungen eines öffentlichen Kunstwerks einzugehen.

Trotz seiner erklärten Vorliebe dafür, seine Skulpturen in der Landschaft aufgestellt zu sehen, statt „in oder auf dem schönsten Gebäude, das ich kenne“, zeigte Henry Moore keine derartige Abneigung, sich dieser Herausforderung zu stellen. 1955 sagte er: „Ich glaube, die Architektur ist durch das Fehlen von Skulptur ärmer, und ich glaube auch, daß der Bildhauer, wenn er nicht mit dem Architekten zusammenarbeitet, Gelegenheiten versäumt, daß seine Arbeit gesellschaftlich genutzt und von einer breiteren Öffentlichkeit gesehen werden kann.“[10] Unter allen britischen Bildhauern, die nach dem Krieg gearbeitet haben, ragt Moore als derjenige hervor, der sich öffentliches Gehör verschaffen konnte, wenngleich er dafür, wie vor ihm schon Jacob Epstein, eine Opposition in Kauf nehmen mußte, die sich gelegentlich zu offener Feindseligkeit steigerte. Noch 1967 konnte sich der Kunstkritiker des *Daily Telegraph* darüber beschweren, daß es auf öffentlichen Plätzen in Großbritannien kläglich wenige Moores zu sehen gab, von Arbeiten anderer bedeutender Bildhauer ganz zu schweigen.[11] Ironischerweise sind die öffentlichen Aufträge, die Moore daheim erteilt wurden, nicht zahlreicher, womöglich sogar geringer, als die aus dem Ausland, wo sein Ansehen größer war, vor allem dank massiver Unterstützung durch den British Council, nachdem ihm bei der ersten Nachkriegs-Biennale in Venedig

1948 der Internationale Skulpturpreis verliehen worden war.

Aber die Situation hatte sich verbessert, zumindest in London. Welche Hindernisse einer bildhauerischen Aussage in einer städtischen Umgebung auch entgegenstehen mochten, 1967 konnte sich die Hauptstadt einer Anzahl wichtiger Außenarbeiten von Clarke, Epstein, Frink, Hepworth, Moore und anderen rühmen, die alle nach 1945 aufgestellt worden waren. Wohlinformierte Kommentatoren mögen ihre Vorbehalte gehabt haben, aber nur wenige stimmten nicht der Ansicht zu, daß die öffentliche Skulptur erheblich an Gewicht gewonnen hatte seit den ersten wenigen isolierten Projekten, die in einer Aufwallung demokratischer Begeisterung während der Periode des gesellschaftlichen Wiederaufbaus in die Wege geleitet worden waren – jener *Schönen neuen Welt* neuer Städte, neuer Schulen und staatlicher Fürsorge, die nach dem Krieg entstand. Als im Jahr 1965 zwei wichtige Ausstellungen stattfanden, „British Sculpture in the Sixties" in der Tate Gallery und „New Generation" in der Whitechapel Art Gallery, die nur Arbeiten von Bildhauern zeigten, wurde allgemein anerkannt, daß sich ein günstiges Klima für das Aufblühen der Kunst unter einer Schule junger Bildhauer entwickelt hatte, die neue Materialien, neue Formen und neue Techniken erprobten, welche der unpersönlichen Sprache der zeitgenössischen Architektur näher verwandt waren. Und in den drei Wochen nach der Ausschreibung ihres Skulptur-Wettbewerbs Anfang 1968 erhielt die *Sunday Times* über 1000 Vorschläge für zwei Arbeiten, die an einem neuen Standort im Stadtgebiet von London aufgestellt werden sollten – sicherlich eine bemerkenswert positive Reaktion, die keinen Vergleich zu scheuen braucht.[12] Wenn nicht akzeptiert, wurde die Skulptur doch von der Gesellschaft zumindest als eine Kraft zur Kenntnis genommen, mit der wieder zu rechnen sein würde.

Die Lobby der Skulptur

Wer waren die Schlüsselfiguren hinter dieser Renaissance der Skulptur, und welche Mittel wurden eingesetzt, um dem öffentlichen Bewußtsein die Arbeit zeitgenössischer Bildhauer einzuprägen?

Die Antwort auf die erste Frage ist einfacher, als man erwarten könnte. Eine kleine Anzahl engagierter Einzelpersonen, zur Mehrzahl im Kultur- oder Bildungssektor beschäftigt – bei nationalen und lokalen Museen, dem Arts Council, British Council, dem Institute of Contemporary Arts (I.C.A.) – schloß sich zu einem anscheinend geplanten Unternehmen zusammen, die Skulptur als eine soziale Kunst zu fördern – als *die* Kunst der Nachkriegsära. Der Versuch war sorgfältig durchdacht und ausreichend, oft durch öffentliche Gelder, finanziert. Diese Einzelpersonen saßen in Ausstellungskommissionen und Wettbewerbsjurys, denen gewöhnlich mindestens ein bekannter Bildhauer angehörte.[13] Die größte Eloquenz und Überzeugungskraft von allen besaß vermutlich Herbert Read, dessen Parole für den zeitgenössischen Bildhauer diesem Aufsatz vorangestellt ist; ihr Idealismus ist typisch für die Hoffnungen und Ängste der „Austerity"-Periode. In einem Artikel, der 1950 in der Dezember-Ausgabe von *The Studio* veröffentlicht wurde (und aus einem Vortrag hervorgegangen ist), gab der Bildhauer Alan Durst, ganz im Sinne Reads, seiner Überzeugung Ausdruck, daß „die Skulptur in einem lohnenden Umfang nur überleben kann, wenn und soweit sie wirklich gefragt ist – im privaten Heim, an öffentlichen Gebäuden und in öffentlichen Parks, in Kirchen und auf Friedhöfen, auf dem Marktplatz – überall dort, wo sie in das Leben gewöhnlicher Menschen ein Gefühl von Harmonie und Freude und Würde bringen kann".[14]

Eine ganze Anzahl dieser Idealisten kam aus Nordengland, insbesondere Yorkshire, oder hatte dort gearbeitet. Hier reicht die Geschichte tatsächlich bis in die zwanziger Jahre zurück, als Henry Moore von Kunstsammlern wie Sir Michael Sadler, Vizekanzler der Universität von Leeds während Moores Studienzeit am Leeds College of Art, und dem Drucker und Verleger E. C. („Peter") Gregory aus Bradford, den er 1923 kennenlernte, unterstützt wurde. Später, im Jahr 1950, begründete Gregory das Gregory-Stipendium an der Universität von Leeds, das einem Maler, einem Bildhauer, einem Musiker und einem Dichter ermöglichte, ohne finanzielle Sorgen für gewöhnlich jeweils zwei Jahre im Umfeld einer Universität zu arbeiten. Die ersten Gregory-Stipendiaten in der Bildhauerei waren Reg Butler (1950–52), der aus Leeds gebürtige Kenneth Armitage (1953–55) und Hubert Dalwood (1955–59). Gregory, Moore und Herbert Read, alle drei aus Yorkshire, gehörten dem Vorstand des Institute of Contemporary Arts (I.C.A.) an (Gregory war sein Ehrenschatzmeister), das 1952–53 den umstrittenen Skulptur-Wettbewerb für ein „Monument für den unbekannten politischen Gefangenen" veranstaltete. Dies war vermutlich das erste und letzte Unternehmen in seiner Art, das in internationalem Maßstab abgehalten wurde; aus diesem und aus anderen Gründen – nicht zuletzt der feindseligen Aufmerksamkeit wegen, die es auf sich zog – verdient es hier einige Beachtung.

In den fünfziger Jahren machte sich das (1948 gegründete) I.C.A. in Kreisen von Intellektuellen und Künstlern einen Namen mit seinem abwechslungsreichen und anregenden Programm von „Themen"-Ausstellungen, Vorträgen, Diskussionen, Filmen, Gedichtrezitationen und Konzerten. Zur Zeit der beiden Ausstellungen zum „Unbekannten politischen Gefangenen" in London (national und international) Anfang 1953 hielt Herbert Read, ein Mitglied der zehnköpfigen internationalen Jury, beim I.C.A. vier Vorträge über „Die Ästhetik der Skulptur". Die Mitglieder konnten sich ferner an einer Diskussion über die Innenausstattung des neuen Time-Life-Gebäudes in der Bond Street beteiligen, einen Vortrag von Lawrence Alloway, „Der menschliche Kopf in der modernen Kunst", hören und an einer Exkursion nach Harlow New Town teilnehmen. Zu den Rednern, die während dieses viermonatigen Zeitraums über eine Vielzahl von Themen sprachen, gehörten Jane Drew (die 1951 zusammen mit ihrem Ehemann Maxwell Fry die neue Galerie des I.C.A. in der Dover Street entworfen hatte), Geoffrey Grigson, E.L.T. Mesens, Robert Melville, David Sylvester, Jacquetta Hawkes, William Empson, J. M. Richards, Max Ernst, Kathleen Raine, David Gascoyne, Julian Huxley, John Berger, A. J. Ayer, Will Grohmann und Alfred Barr, jr. – die beiden Letztgenannten ebenfalls Mitglieder der Jury des „Unbekannten politischen Gefangenen" und aus diesem Grund in London. Nach der Vorbesichtigung der internationalen Ausstellung am 13. März, als die Arbeiten von 140 Teilnehmern an der Endausscheidung aus 54 verschiedenen Ländern dem Publikum vorgestellt werden konnten, hielt Barr in der Tate Gallery eine Ansprache. Die Ausstellung lief über sechs Wochen lang und wurde von mehr als 30.000 Personen besucht, von denen jeder einen Schilling bezahlte.

Der Wettbewerb war dem I.C.A. von Anthony Kloman vorgeschlagen worden, einem energischen ehemaligen US-Kulturattaché in Stockholm, der mit der Unterstützung einer Anzahl wichtiger Amerikaner nach London kam. Das I.C.A. erklärte sich bereit, den Plan auszuführen und erhielt für seine Mühe £ 1000. Ein Gerücht besagt, daß Geldmittel für den Wettbewerb von einer amerikanischen Regierungsbehörde, wie etwa der C.I.A., kamen; allerdings ist die Quelle des anonym gespendeten Preisgeldes, etwa £ 11.500, niemals offengelegt worden. Ein amtliches Engagement der Vereinigten Staaten, wie indirekt auch immer, hätte ganz und gar auf der Linie der Außenpolitik dieses Landes während der frühen Jahre des kalten Krieges gelegen, die kulturelle Aktivitäten im Ausland zu unterstützen und zu beeinflussen suchte – Aktivitäten, die in irgendeiner Weise die westlichen demokratischen Ideale von Individualismus und Ausdrucksfreiheit widerspiegelten. Kloman war ganz besonders darum bemüht, die Königin und andere Mitglieder der königlichen Familie zu überreden, der Eröffnung in der Tate Gallery beizuwohnen, und er tat, was er konnte, um die Rolle der Vereinigten Staaten zu verheimlichen, indem er den Wettbewerb als eine rein britische Initiative darstellte.

Die gewaltige Aufgabe, 3500 Beiträge zu sichten (an Stelle der erwarteten 500 bis 800), wurde von Kloman und seinem Stab unter Bedingungen, die an Geheimhaltung grenzten, in einem besonderen Hauptquartier innerhalb der Räumlichkeiten des I.C.A. in der Dover Street erledigt. Da es praktisch nicht durchführbar war, alle Modelle nach London bringen zu lassen, richtete man eine Reihe nationaler Vorausscheidungen ein, die in zwanzig der wichtigsten Länder abgehalten wurden. Dazu gehörte auch Großbritannien, das zwölf Bildhauer zu der internationalen Ausstellung entsandte, unter ihnen Butler, Chadwick, Frink, Hepworth, McWilliam und

Paolozzi. Am 11. März, nach vier Tagen der Überlegung, gelangte die Jury zu ihrer Entscheidung. Der große Preis von £ 4500 wurde Reg Butler für sein Modell verliehen, Mirko Basaldella, Gabo, Hepworth und Pevsner gewannen Preise von £ 850 und kleinere Beträge gingen an Adams, Bill, Calder, Chadwick, Hinder, Lippold und Minguzzi.

Obwohl der Wettbewerb angeblich vollkommen „ohne politisches Vorurteil" war (laut einer Pressenotiz des I.C.A.), war doch das Mißtrauen der Sowjetunion rasch geweckt. Kein Bildhauer aus der UdSSR oder ihren osteuropäischen Satellitenstaaten reichte Arbeiten ein und Professor Kemenov, der im Winter 1951 am I.C.A. Vorträge über die Kunst des sozialistischen Realismus gehalten hatte, nahm die Einladung nicht an, in der internationalen Jury mitzuwirken. Die Kommunisten betrachteten das gefühlsbeladene Thema des Wettbewerbs eindeutig als eine Provokation im kalten Krieg. Wahrscheinlich fühlten sie sich in ihrer Sicht durch den Eifer der Westdeutschen bestätigt, die unter der Führung des unermüdlichen Regierenden Bürgermeisters von Berlin, Ernst Reuter (der kurz darauf verstarb), das preisgekrönte Monument an einem herausragenden Standort in West-Berlin mit Einblick in den Ostsektor bauen wollten, um so eine Antwort auf das monolithische Kriegsmahnmal im Treptower Park zu geben, das die Russen kurz zuvor in Erinnerung an ihre 1945 bei der Einnahme der Stadt gefallenen Soldaten errichtet hatten.

Die Künstler waren keineswegs an eine naturalistische oder buchstäbliche Interpretation des Themas gebunden, und tatsächlich errangen symbolische und ungegenständliche Arbeiten den Großteil der Preise. Dies geschah zum großen Verdruß von John Berger, dem Kunstkritiker des *New Statesman*, der den preisgekrönten Beiträgen vorwarf, sich nicht festzulegen, abstrakt und sentimental zu sein, und Verallgemeinerungen an Stelle des Besonderen und Lokalen darzustellen. Reg Butlers mit dem Hauptpreis bedachtes Modell – das am Tag nach der Eröffnung in der Tate Gallery von einem ungarischen Flüchtling schwer beschädigt, aber bald durch ein anderes ersetzt worden war – wurde von Berger als „ein bestechendes Emblem – aber ein Emblem des Scheiterns"[15] anerkannt. Diesen Beschuldigungen wurde von Herbert Read

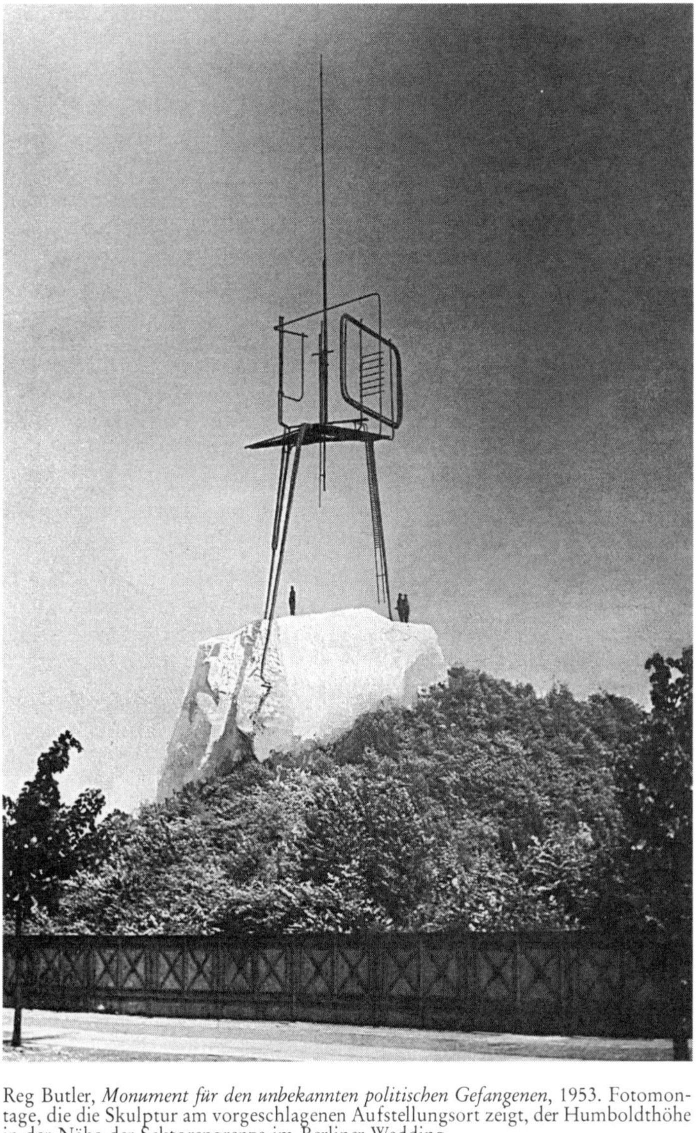

Reg Butler, *Monument für den unbekannten politischen Gefangenen*, 1953. Fotomontage, die die Skulptur am vorgeschlagenen Aufstellungsort zeigt, der Humboldthöhe in der Nähe der Sektorengrenze im Berliner Wedding.

energisch widersprochen, der Berger schalt, daß er für eine Kunst des sozialistischen Realismus eintrete und andeuten wolle, daß nur realistische Kunst engagiert sein könne.[16]

Die Presse reagierte auf die Ausstellung entweder gleichgültig oder mit Attacken, was Alfred Barr veranlaßte, in einem Leserbrief an die *Times* seiner Enttäuschung und Verwunderung darüber Ausdruck zu geben, wie wenig Beachtung der Umstand gefunden hatte, daß britische Bildhauer unter den Preisträgern prominent vertreten waren. Zum Teil ergaben sich die Schwierigkeiten dadurch, daß trotz klarer Hinweise der Veranstalter und trotz der Erläuterungen, die einige der Künstler abgegeben hatten, nur wenige Betrachter sich anhand der etwa 45 cm großen Modelle die Monumente in der geplanten Größe vorstellen konnten. In Butlers Fall hätte dies bedeutet, bis zu einer Höhe von 90 bis 120 Meter zu bauen, wobei sich die drei Figuren oder „Beobachter" als erheblich überlebensgroß herausgestellt hätten.

Die Verwirrung wurde durch eine phantasielose Präsentation nicht verringert und durch den Spott der Boulevardpresse verschlimmert. Selbst einige der seriösen Kunstkritiker fanden, daß viele der Arbeiten in ihrem Symbolismus zu „abstrakt" (und deshalb „inhuman") seien. Eine gängige Kritik an Butlers Skulptur war, daß sie zu sehr einer Fernsehantenne oder einem Stück einer Radaranlage ähnele. David Sylvester beispielsweise rügte die Konstruktion des Künstlers wegen ihres „Mangels an Erfindungskraft und Erhabenheit"; Butlers Turm fehle „dieses Gefühl des Zwangsläufigen, das ein Monument dieser Größe braucht und das selbst einer Fernsehübertragungsantenne einen zwingenden Zauber verleihen kann".[17] Ein anderer Kritiker, M. H. Middleton, war wohlwollender. Seine Kommentare zu Butler leiteten zu einer allgemeineren Betrachtung der Arbeiten zeitgenössischer Bildhauer über, die er mit dem „leeren Raum" beschäftigt sah: „Vielleicht brauchen wir für ihre Konstruktionen ein neues Wort. Das Wort Skulptur wird in der Vorstellung der Öffentlichkeit mit einer festen Masse assoziiert und es erweckt Feindschaft, wenn sich die Skulptur mit Zielen verbindet, die bisher als das Vorrecht der Architektur angesehen worden sind – nämlich der Manipulation des Raumes selbst. (Es ist nicht ohne Bedeutung, daß von den drei britischen Preisträgern sowohl Butler als auch Chadwick ausgebildete Architekten sind.)"[18] Von den Preisträgern aus Ländern außerhalb Großbritanniens hatte Max Bill als Architekt praktisch gearbeitet und sowohl Gabo als auch Calder waren ausgebildete Ingenieure.

Eine weniger freundliche Version von Middletons Sicht wurde in einem zornigen Brief an den damaligen Direktor der Tate Gallery, Sir John Rothenstein, ausgedrückt. Die Preisträger seien nicht mehr als „Rahmenmacher", ihre Werke „abstrakte Muster" und Butlers Beitrag „ein Drahtgestell".[19] Butler selbst bemühte sich zu betonen, seine Skulptur sei „nicht eine rein abstrakte architektonische Lösung des Problems", obwohl er hoffte, ihre formalen Assoziationen – Käfig, Schafott, Kreuz, Guillotine, Wachturm – möchten hinreichend mehrdeutig und anonym sein, damit sie „mit der Vorstellung vom unbekannten Gefangenen identifiziert würden".[20] Vielleicht gebührt das letzte Wort über den Wettbewerb Rothenstein, seinem Gastgeber, der, nachdem alles vorbei war, in einem Brief an den desillusionierten Barr sein amerikanisches Gegenüber daran erinnerte, daß das einzige fruchtbare Ergebnis der Ausstellung ein „nie gekanntes Ausmaß ernsthafter Diskussion... über die Frage zeitgenössischer Kunst als Kommunikationsmittel" war.[21]

Um das Ausmaß von E. C. Gregorys Engagement anzudeuten, verdient es hier als Fußnote festgehalten zu werden, daß die Kataloge des I.C.A. von seiner Firma Lund Humphries gedruckt wurden, ebenso einige der Kataloge des Arts Council zu den Ausstellungen im Battersea Park und „Sculpture in the Home"; und von den fünfziger Jahren an druckte und verlegte Lund Humphries die in Folge herausgegebenen Bände des systematischen Henry-Moore-Katalogs.

Während des Krieges war es Gregory gelungen, die Wakefield City Art Gallery und ihren aufgeschlossenen Direktor, Ernest Musgrave, zu überreden, Moores *Liegende* aus Ulmenholz (1936) zu kaufen, wobei er sogar einen Teil des Geldes selbst zusammenbrachte. Dies war die zweite Skulptur von Moore, die in die Sammlung einer Galerie in der britischen Provinz gelangte. Ein Jahr zuvor, 1941, hatte die Leeds City Art Gallery eine der frühesten und wichtigsten liegenden Figuren erworben, jene aus Hornton-Stein von 1922. Sie wurde im Temple Newsam House ausgestellt, das 1922 an die Stadt verkauft und kurz zuvor von seinem Direktor, Philip Hendy, im Inneren renoviert worden war. Bevor er 1945 in den Süden ging, um Direktor der National Gallery zu werden, richtete Hendy sowohl Moore (1941) als auch Hepworth (1943) ihre ersten Retrospektiven in Temple Newsam aus und stellte des weiteren die Werke anderer Bildhauer wie Gaudier-Brzeska und Epstein aus. Im Januar 1953 war Hendy Mitglied der Jury des britischen nationalen Wettbewerbs um den „Unbekannten politischen Gefangenen" und wurde später Vorsitzender des Harlow Art Trust, welcher nun begann, Beispiele zeitgenössischer Skulptur (und einige antike Skulpturen) zu erwerben und sie in Harlow New Town aufzustellen.[22] Henry Moore, der in der Nähe von Harlow lebte, zeigte von Anfang an ein lebhaftes Interesse an dem Vorhaben; seine steinerne *Familiengruppe* war die erste Arbeit, die von dem Trust in Auftrag gegeben wurde.

Die ersten Freiluftausstellungen

Einer der erfolgreichsten Wege, einem breiten Publikum die zeitgenössische Skulptur vorzustellen, waren Ausstellungen im Freien. Die erste von diesen – laut Katalog in der Tat die erste auf der Welt, die unter der Schirmherrschaft einer städtischen Behörde stattfand – wurde mit einem Aufwand von £ 10.000 gemeinsam vom L.C.C. und dem Arts Council veranstaltet und im Sommer 1948 im Battersea Park abgehalten. Wie ihre Nachfolgerin drei Jahre später war sie als internationale Ausstellung angelegt, nahm für sich in Anspruch, die Kunst der letzten fünfzig Jahre zu umfassen, und enthielt einige Werke früher Meister des zwanzigsten Jahrhunderts: unter anderem Rodin, Maillol und Modigliani. Patrick Heron rügte im *New Statesman* das Übergewicht akademischer Arbeiten von Reid Dick, Wheeler, Thomas, Ledward, Hardiman und anderen, und beklagte das Fehlen von Brancusi, Gaudier-Brzeska, Picasso, Gabo, Calder und Barlach (im Fall der

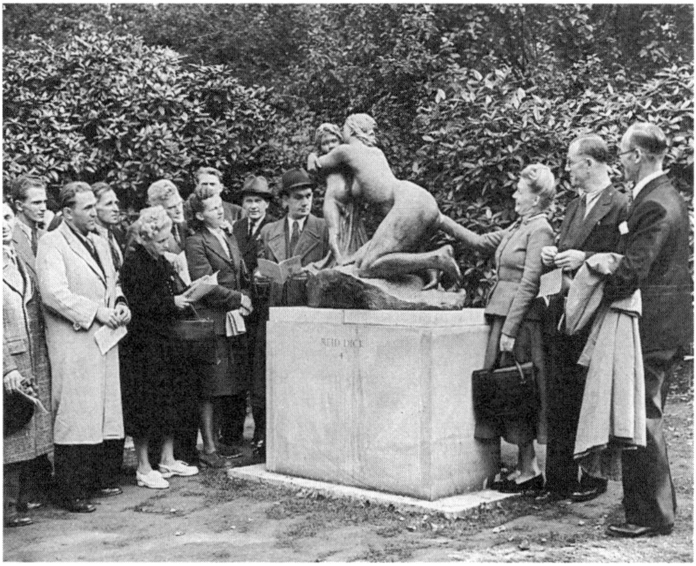

Eine Besuchergruppe österreichischer Sozialisten und Gewerkschafter bewundert William Reid Dicks *Der Sohn*, 1920, bei der ersten Freiluftausstellung im Battersea Park, September 1948. „Unechtes Gefühl und bedeutungslose Kunstfertigkeit" (Patrick Heron).

beiden Letztgenannten wurde dies in der zweiten Battersea-Ausstellung 1951 wiedergutgemacht) in einer Ausstellung, die für die Entwicklungen in der Skulptur des zwanzigsten Jahrhunderts repräsentativ sein sollte.[23] Mit besonderem Lob bedachte er dagegen Moores *Drei stehende Figuren* aus Darley-Dale-Stein, die dem L.C.C. zwei Jahre später von der Contemporary Art Society (die sie in Auftrag gegeben hatte) gestiftet und dann an ihren jetzigen Standort im Park verbracht wurden. Dies war die Gruppe, über die sich Sir Alfred Munnings in seiner vom Rundfunk übertragenen Ansprache lustig gemacht hatte, in der er beim Bankett der Royal Academy 1949 die moderne Kunst attackierte.

Bei der Zahl von 35 Künstlern, deren Arbeiten 1948 zu sehen waren, und 44 Künstlern 1951 ist es nicht überraschend, daß Nikolaus Pevsner in seiner Einführung zum Katalog der Ausstellung von 1951 auf die „verwirrende Vielzahl von Stilen" hinge-

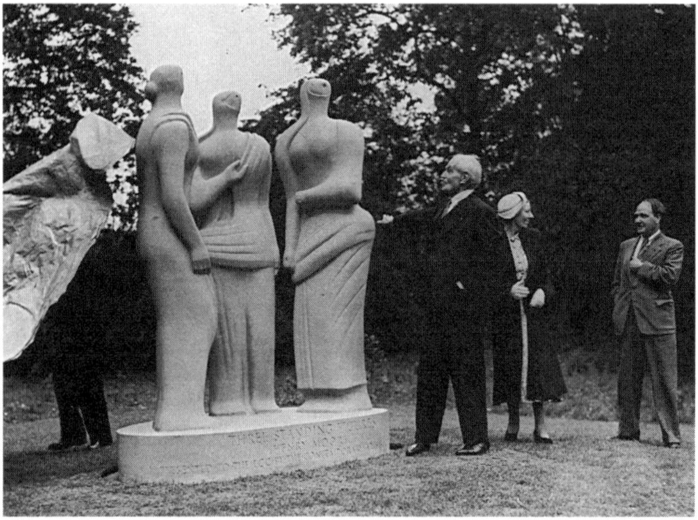

Henry Moore, *Drei stehende Figuren*, 1948. Schenkung der Contemporary Art Society an den L.C.C., Battersea Park, 21. Juni 1950. Enthüllung durch Sir Edward Marsh (Vorsitzender der C.A.S.) auf Einladung von Mrs. Hugh Dalton (Vorsitzende des Parks Committee) im Beisein des Künstlers.

wiesen hat, selbst wenn die Mehrzahl der Arbeiten bei beiden Anlässen figurativ war – in „der humanistischen Tradition“, wie ein Kritiker es ausdrückte.[24] Besucher von Battersea I wurden, um einen Sinn in dem Mischmasch erkennen zu können, ermuntert, an Vorträgen teilzunehmen, die täglich und zuweilen zweimal am Tag vor den Ausstellungsstücken gehalten wurden. Zusätzlich wurden öffentliche Vorträge angeboten, 1948 in der County Hall und am R.I.B.A. 1951. Die didaktische Natur der Ausstellungen wurde bei Battersea I deutlich gemacht durch Vorführungen des Bildhauens und des Modellierens, die Studenten verschiedener Londoner Kunstschulen gaben, welche in einem großen Zelt beim Haupteingang untergebracht wurden, wenn schlechtes Wetter sie an der Arbeit im Freien hinderte. „Wir wollen die öffentliche Meinung nicht beeinflussen“, schrieb Patricia Strauss, Vorsitzende des Parks Commitee, ein wenig unaufrichtig in ihrem Vorwort zum Katalog. „Britische Städte beherbergen weniger Skulpturen

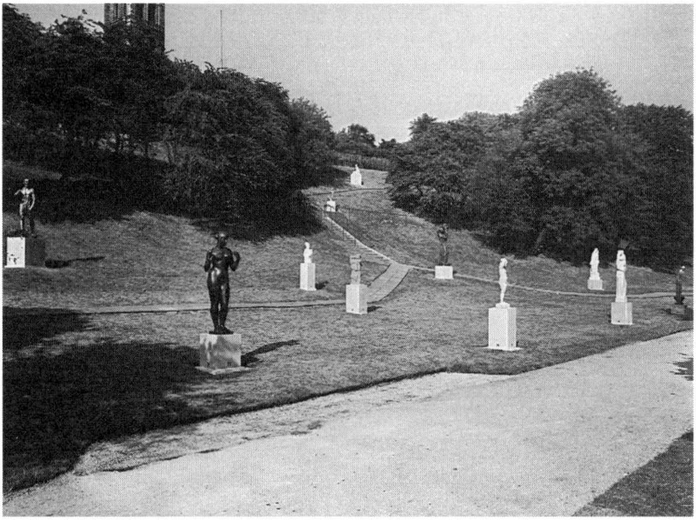

„Skulptur im Freien", Kelvingrove Park, Glasgow, Juni–September 1949. Gesamtansicht mit Werken von (von links nach rechts) Rodin, Maillol, Garbe, Innes, Bourdelle, Jonzen, Schotz, Ledward, Wheeler. Im Hintergrund: McWilliam, Buchanan.

im Freien als die irgendeines anderen europäischen Landes", schrieb Eric Newton in seiner einführenden Bemerkung über Skulptur, um zu schließen: „Wenn Ihnen diese Ausstellung gefällt, setzen Sie sich bitte für das ein, was ich die ‚Möblierung' (furniture) des Außenraumes genannt habe. Schließlich zählt die öffentliche Meinung eben doch. Und London verdient eine gute Möblierung."

Die meisten Kritiker stimmten mit Newton überein: Skulpturen einfach aus der Galerie oder dem Museum herauszubringen und sie der Natur auszusetzen, war nicht genug. „Es gibt noch einen dritten Vorwand dafür, Bildhauer am Leben zu halten, während wir bauen und Städte planen", schrieb Francis Watson in seiner Besprechung von Battersea II.[25]

Die Popularität von Battersea I – es zog 170.000 Besucher zu je einem Schilling Eintritt an – bewegte die Glasgow Corporation, ein Jahr später das Experiment zusammen mit dem schottischen

Komitee des Arts Council zu wiederholen. Die gleiche heterogene Mischung von Stilen, die „sowohl für die akademische als auch die moderne Sicht“[26] standen, ergriff von den Ufern des Kelvinflusses unterhalb der Universität und gegenüber den Kunstgalerien Besitz. Es war keine Überraschung, daß Arbeiten schottischer Bildhauer zu besichtigen waren (unter ihnen wiederum Sir William Reid Dick, der King's Sculptor for Scotland), die ihren Platz neben Abgüssen keltischer Kreuze fanden, welche von dem Museum ausgeliehen worden waren, um die Besucher an Schottlands herausragendes bildhauerisches Erbe zu erinnern. Trotz Führungen durch die Ausstellung und Demonstrationen von „Plastik im Entstehen“ nach dem Muster von Battersea war der Besuch viel niedriger als im Süden: In den Monaten Juli und August 1949 betraten an Stelle der erwarteten 80.000 nicht mehr als 20.000 Erwachsene und 1200 Kinder den Kelvingrove Park. Verschiedene Theorien wurden aufgestellt, um diese enttäuschende Aufnahme beim Publikum zu erklären: Die Einlaßgebühr von einem Schilling (die zum Teil eingeführt worden war, um mutwillige Zerstörer abzuhalten) in einer Stadt, die im wesentlichen an Kunstausstellungen bei freiem Eintritt gewöhnt war, und der Zufall, daß ungewöhnlich schönes Wetter herrschte – so schön, daß es die Leute aus der Stadt hinaustrieb – waren die am häufigsten gehörten.[27]

Wenn man Fotografien der Ausstellungen in Glasgow und Battersea II anschaut, fällt sofort auf, wie schlecht viele der Skulpturen plaziert waren. „Zuviele Stücke sind einfach so verstreut worden“, war das Urteil der *Architectural Review* über die Geschlossenheit von Battersea II – oder deren Fehlen.[28] Im Kelvingrove Park, einem viel kleineren Gelände, muß dieser Mangel an richtiger Plazierung noch auffälliger gewesen sein, obwohl das Problem teilweise darauf beruhte, daß eine Anzahl von Skulpturen für diese Umgebung einfach unangemessen war. Moore und Hepworth stellten zum Beispiel kleine abstrakte Plastiken als Leihgaben zur Verfügung, die eigentlich in Innenräume gehört hätten und die von den monumentalen Figuren von Wheeler, Epstein, Benno Schotz (Berater bei der Ausstellung) und anderen leicht hätten erdrückt oder ins Lächerliche gezogen werden können. Die heftigste Warnung vor den Attraktionen von Ausstellungen im Freien kam von Henry Moore, der immer darauf bestanden hatte, daß plastische Formen im Idealfall bei Sonnenlicht oder zumindest im Freien gesehen werden sollten, für den aber diese Ausstellungen eine Travestie der Idee darstellten, Skulpturen in einer natürlichen Umgebung zu zeigen: „Es besteht die Gefahr, daß die Leute ihre Liebe zu Blumen und Gärten und Besuchen im Park mit einem Interesse an Skulptur verwechseln. Und wir werden dagegen kämpfen müssen, daß die Skulptur in der Landschaftsgärtnerei zum Ornament reduziert wird...“[29]

Der L.C.C. veranstaltete seine dritte Ausstellung im Freien zur Feier der Freigabe des Holland Park als öffentliches Gelände im Sommer 1954. Wieder wurde das Arrangement der Arbeiten kritisiert, diesmal, weil es nicht beiläufig oder zufällig genug sei (David Sylvester in *The Listener*[30]); und wieder wurde bedauert, daß die Skulpturen in ein „höchst künstliches Umfeld“ versetzt worden waren, statt an einen Ort, der wenigstens entfernt einer realistischen Umgebung geähnelt hätte (Lawrence Alloway, ebenfalls in *The Listener*[31]). Um die Mitte der sechziger Jahre hatte sich das Aussehen zeitgenössischer Skulpturen dermaßen verändert, daß Allan Bowness in der Einführung zum Katalog der fünften Battersea-Ausstellung 1966 die Besucher – sofern das überhaupt nötig war – an die Ungereimtheit mancher der Arbeiten in einem Landschaftsrahmen erinnern mußte.

Breitenwirkung

Angesichts einer so starken Betonung von Skulpturen für „das Volk“ ist es durchaus überraschend zu erfahren, daß der offiziellen Einstellung auch daran lag, dem privaten Kunstförderer etwas zu bieten. 1946 stellte der Arts Council seine erste Wanderausstellung „Sculpture in the Home“ zusammen: Arbeiten in kleinem Maßstab für den privaten Sammler, von etablierten wie von jüngeren Künstlern, die meisten Stücke zu Verkaufspreisen zwischen £ 20 und £ 100. Der Arts Council hoffte, nicht nur die private Kunstförderung anzuregen, sondern auch Menschen an die Idee zu gewöhnen, mit Skulpturen zu leben. Mit diesem Ziel vor Augen zeigte man die Objekte auf oder vor modernen Möbeln und folgte damit dem Beispiel einer A.I.A.-Ausstellung bei Heal's im Vorjahr.[32] Es ist nicht schwer, eine, wenn auch nur oberflächliche, Ähnlichkeit zwischen den Skulpturen und den Möbeln – den leichtgewichtigen Stühlen von Ernest Race beispielsweise – der fünfziger Jahre zu entdecken, vor allem, weil viele der neuen Skulpturen zu offenen, konstruierten Formen tendierten, die manchmal käfigartig wirkten und aus gebogenem Draht oder Schmiedeeisen hergestellt wurden. Bei einer Gelegenheit wurde eine Arbeit von Geoffrey Clarke, dessen Werk der frühen fünfziger Jahre von spindeldürren anthropomorphen Figuren mit oft aggressiven Konnotationen charakterisiert ist, in *The Times* mit „einer Stehlampe" verglichen.[33]

„Sculpture in the Home"-Ausstellungen bereisten die Provinz erneut in den Jahren 1950–51, 1953 und 1958. In einem Kommentar über die zweite Ausstellung der Folge fragte sich die *Architectural Review*, ob Skulptur „zur Ausschmückung des Heims wirklich passend" sei, da sie doch „immer eine öffentliche Kunst gewesen ist und weiterhin öffentliche Aufträge benötigen wird".[34]

1957 und 1958 schickte der Arts Council auch zwei Ausstellungen über „zeitgenössische britische Skulptur" in die öffentlichen Parks von Städten und Gemeinden in der Provinz. Viele der gezeigten Arbeiten waren verkäuflich. Die erste Ausstellung wurde von mehr als 215.000 Menschen gesehen. Mittlerweile verfolgte der British Council eifrig seine Politik des Exports von Skulpturen, nachdem er von dem außergewöhnlichen Beifall der Kritik ermutigt worden war, mit dem die Werke von acht Bildhauern (sämtlich unter 40 Jahre alt) 1952 bei der Biennale in Venedig begrüßt worden waren. Unter anderem wurden verschiedene der Ausstellungsstücke von Alfred Barr (für das M.O.M.A.) und Peggy Guggenheim angekauft.[35] Eine Version der Ausstellung von 1952, die aus Skulpturen und Zeichnungen von Adams, Armitage, Butler, Chadwick, Clarke, Meadows, Paolozzi und Turnbull bestanden hatte, bereiste 1955/56 Amerika und Deutschland. Auf dem Kontinent bestand eine beträchtliche Nachfrage nach britischer Skulptur und der Council war stets gerne bereit, noch eine Wanderausstellung von Moore, Hepworth, Armitage oder Paolozzi (die folglich alle in der Sammlung des British Council gut vertreten sind) in Marsch zu setzen. Erst gegen Ende der fünfziger Jahre, als man in Europa die Einwirkung der amerikanischen abstrakten Malerei zu spüren begann, wurde die Nachfrage nach solchen Ausstellungen geringer.

Die bedeutendsten und am meisten beachteten Retrospektiven in den fünfziger Jahren waren die der Werke Moores 1951 und Epsteins 1952, beide in der Tate Gallery. Mit zwei umstrittenen Bronzefiguren, die es an öffentlich zugänglichen Orten in London zu sehen gab – seiner durchbrochenen *Liegenden*, die vom Arts Council eigens für das Festival of Britain in Auftrag gegeben worden war, und der neben dem See in Battersea II geschickt plazierten skelettartigen *Stehenden Figur* – war 1951 ausgesprochen Moores *annus mirabilis*. Zusätzlich gab es eine Ausstellung neuerer Arbeiten (einschließlich der ursprünglichen Gipsform der *Familiengruppe* für die Barclay School in Stevenage) in den Leicester Galleries und seine erste große Retrospektive in der Tate Gallery, in deren Kuratorium er kurz zuvor aufgenommen worden war. Die Epstein-Ausstellung erfreute sich solcher Beliebtheit – sie zog wöchentlich um 10.000 Besucher an –, daß man einen zweiten Ausstellungstermin in Plymouth für sie arrangierte, wo sie ebenso große Zuschauermengen anlockte. Viele Betrachter kamen, um einen Künstler zu ehren, den sie zuvor geschmäht oder als berüchtigt angesehen hatten.

Die Medien machten sich die Möglichkeiten, die dieses neue Interesse an Skulptur bot, rasch zunutze. 1951 wurde in der Novemberausgabe von *Harper's Bazaar* die Sammlung moderner Skulptur der Tate Gallery als Hintergrund für Modewerbung verwendet. Im Juni des darauffolgenden Jahres wurde der Empfang zur Eröffnung der London Fashion Fortnight in der Skulpturenabteilung der Tate Gallery abgehalten. Bei beiden Gelegenheiten posierten Modelle vor Arbeiten von Rodin, Maillol, Epstein, Giacometti, Butler, Marini, Hepworth und anderen. Eine Ausstellung neuerer Skulpturen von McWilliam in der Hanover Gallery im Dezember 1952 verschaffte *Harper's* die Gelegenheit zu einer Pelzmodenschau und der Zeitschrift *The Ambassador* einen Vorwand, neue Jerseykleider von Jerseycraft zu zeigen. Anfang Januar 1953 begab sich das Fernsehen zum erstenmal in die Tate Gallery und unter den verschiedenen Objekten, die auf den Bildschirmen der Zuschauer aufblitzten, befand sich Moores *Liegende* von 1938 aus Hornton-Stein, die bei Battersea I gezeigt worden war. John Read, der Sohn Herbert Reads, drehte Fernsehfilme über Moore 1951 und 1958, über Butler 1959 und über Hepworth 1961. Auch das British Film Institute brachte, unter der Regie von Dudley Shaw Ashton, 1954 einen viel gerühmten Film mit dem Titel *Figures in a Landscape* über die Skulpturen von Hepworth heraus. Moore sprach im Dezember 1955 im Radio über seine Arbeit und erschien im Februar 1960 mit John Freeman in der Fernsehsendung *Face to Face* der BBC.

Wettbewerbe und Aufträge

Wettbewerbe fanden in der Nachkriegszeit nur selten und in großen Abständen statt. Aus einem Plan von 1946, auf der neuen Waterloo Bridge Steinskulpturen aufzustellen, die die vier Windrichtungen symbolisieren sollten, wurde nichts. Er hatte ein paar großartige Entwürfe von Barbara Hepworth hervorgebracht, wurde dann aber schließlich, vor seinem endgültigen Scheitern, Charles Wheeler anvertraut. Im Oktober 1954 sah sich der T.U.C. zu seinem Bedauern nicht in der Lage, die Preise für zwei Skulpturen zu verleihen, die für sein neues Hauptquartier in der Great Russell Street gedacht waren. Die eine sollte an die in den beiden Weltkriegen gefallenen Gewerkschafter erinnern, die andere „den Geist der Gewerkschaftsbewegung" versinnbildlichen. 52 Modelle wurden für die erstere und 71 für die letztere eingereicht; der fünfköpfigen Jury gehörten Herbert Read und J. M. Richards, der Herausgeber der *Architectural Review*, an. Die *Times* sah das Problem so: „... je weniger gegenständlich die Arbeiten sind, desto besser. Allerdings: Je abstrakter sie werden, desto mehr umgehen sie das Problem, das dem Bildhauer in seiner Rolle als Lieferant öffentlicher Symbole gestellt wird.

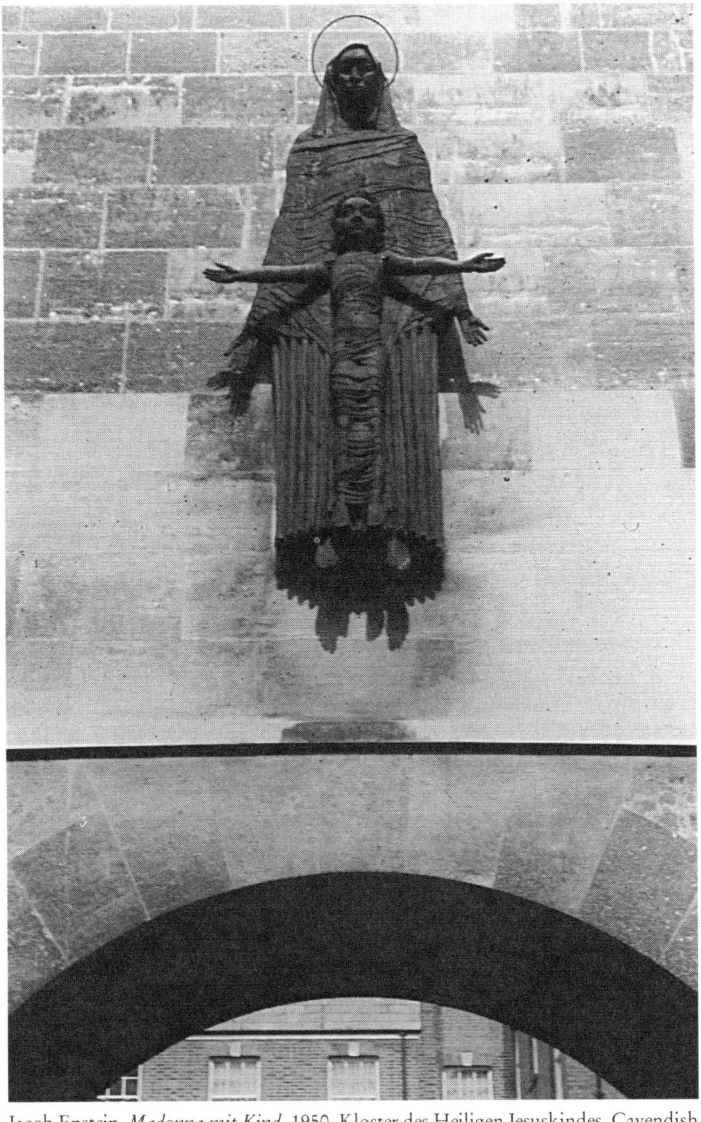

Jacob Epstein, *Madonna mit Kind*, 1950. Kloster des Heiligen Jesuskindes, Cavendish Square, London, 1953 enthüllt.

Britische Bildhauer haben nur wenig Praxis in der Zusammenarbeit mit modernen Architekten, aber das entschuldigt nicht die schiere Banalität vieler der Einfälle und das häufige Fehlen einer durchdachten Beziehung zu dem Gebäude..."[36]

Eine andere Sichtweise vertrat Lawrence Alloway, der meinte, daß die vom T.U.C. gestellten „selbstgefälligen und sentimentalen Bedingungen" zweifellos dazu führen würden, daß „sie den Bildhauer bekommen, den sie verdienen".[37] Schließlich wurde dann Epstein damit beauftragt, das Kriegerdenkmal im Hof zu schaffen (was er *in situ* tat), und für die symbolische Eingangsgruppe wählte man Bernard Meadows aus, dessen Modell sich unter denen befunden hatte, die ursprünglich empfohlen, aber als „nicht zur Ausführung geeignet angesehen" worden waren. Beide Arbeiten wurden 1958 enthüllt.

Herbert Reads Appell an die Bildhauer, für die Verwendung ihrer Werke in Kirchen zu werben, blieb weitgehend unbeachtet, zumindest bis zum Wiederaufbau der Kathedrale von Coventry nach den preisgekrönten Plänen von Basil Spence (1954–62). Eine seltene Ausnahme war Epsteins *Christus in seiner Herrlichkeit*, der 1953 für die restaurierte Kathedrale von Llandaff in Auftrag gegeben wurde, welche im Krieg durch eine Landmine schwer beschädigt worden war. Es gab anscheinend nur wenige Leute mit den Überzeugungen, vielleicht auch mit den Mitteln, eines Kanonikus Hussey, der 1943 für seine Kirche St. Matthew in Northampton persönlich eine *Madonna mit Kind* von Moore (dessen zweite Arbeit für die Öffentlichkeit) und eine *Kreuzigung* von Graham Sutherland in Auftrag gab. Epsteins 4 Meter hohe *Madonna mit Kind* aus Blei für das Kloster des Heiligen Jesuskindes auf der Nordseite des Cavendish Square ist wahrscheinlich die bemerkenswerteste religiöse Skulptur, die in London seit dem Krieg in Erscheinung getreten ist. Sie wurde teilweise durch eine öffentliche Sammlung finanziert und am 14. Mai 1953 von R. A. Butler, dem damaligen Schatzkanzler, enthüllt. Die Plazierung der Skulptur an einer modernen, fensterlosen Verbindung zwischen zwei palladianischen Gebäuden aus dem 18. Jahrhundert wurde allerdings seinerzeit von Lawrence Alloway für unglücklich gehalten. „Diese schwebende Wirkung", schrieb er, „ist für manche

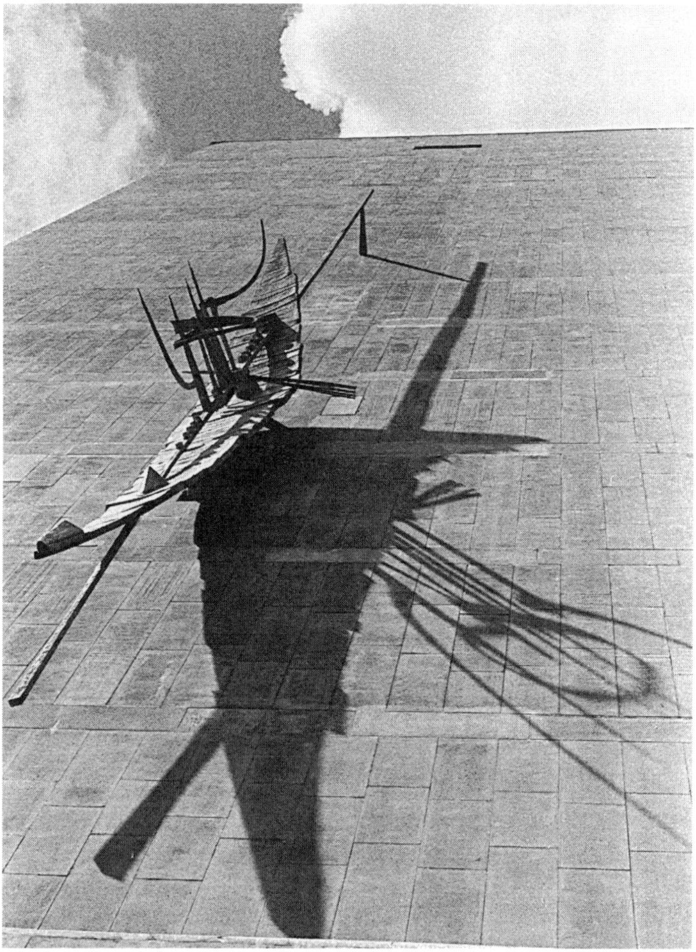

Geoffrey Clarke, *Der Geist der Elektrizität*, 1961. Thorn House, St. Martin's Lane, London.

moderne Skulpturen passend, aber eine traditionelle Skulptur sollte keiner nicht-traditionellen Aufstellung ausgesetzt werden"[38] – ein merkwürdiger Einwand, da es genau der unkörperliche, schwerelose Aspekt der Arbeit ist, der die Aufmerksamkeit auf die Vorstellungen von Kreuzigung und Wiederauferstehung lenkt, die in ihrer Bildsprache inbegriffen sind.

Besser ging es den Künstlern mit neuen Geschäfts- und Bürogebäuden. Eine leichte, schwebende Wirkung ist charakteristisch für zwei eindrucksvolle Stücke abstrakter oder semi-abstrakter Skulptur, die beide in den frühen sechziger Jahren in London an den Seitenwänden moderner Bauten errichtet wurden, das eine an einem Büroblock, das andere an einem Warenhaus. Im März 1961 wurde Geoffrey Clarkes *Geist der Elektrizität*, 24 Meter hoch, aus Bronze und beinahe sieben Tonnen schwer, an der kahlen fensterlosen Ostseite des Turmes von Thorn House angebracht, dem Firmensitz von Thorn Electrical Industries (jetzt Thorn EMI) in der Upper St. Martin's Lane. Das Gebäude wurde von Nikolaus Pevsner für „einen der besten Bürobauten seiner Zeit in England"[39] gehalten (der Architekt war Andrew Renton vom Büro Basil Spence und Partner). Die aus der Mitte dieses langen krustenartigen Objekts (einer auf die Spitze gestellten Barke ähnlich) herausragenden sonderbaren dornenartigen Formen basierten auf einer Studie der Drähte in elektrischen Glühbirnen. Der innovativste Aspekt der Skulptur war die Einverleibung künstlicher Beleuchtung als integraler Teil der Gestaltung. Nachts betonte die eingebaute Beleuchtung die Struktur des Metalls und ließ Formen erkennen, die im natürlichen Licht nicht zu sehen waren. Zwei Jahre später wurde Barbara Hepworth' 5 Meter hohe *Figur mit Flügeln* aus Aluminium an der Ostwand über dem Eingangsdach des John-Lewis-Gebäudes in der Oxford Street angebracht. Dies war ihre zweite größere Skulptur, die einen dauerhaften Standort im Zentrum Londons erhielt. (Die erste war der 4,5 Meter hohe *Meridian* aus Bronze vor dem State House in Holborn, der 1960 von Sir Philip Hendy enthüllt wurde.) Der ursprüngliche Plan, daß die Arbeit für das John-Lewis-Gebäude „die Vorstellung der Teilhaberschaft der Mitarbeiter an der Firma zum Ausdruck bringen sollte", wurde aufgegeben, weil er den kreativen Impuls der

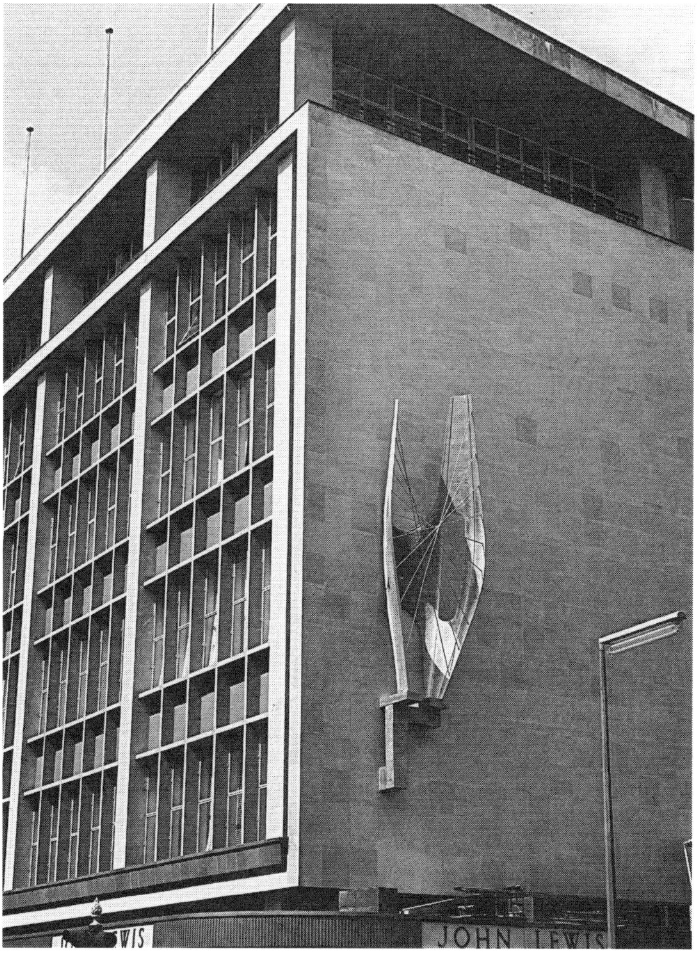

Barbara Hepworth, *Figur mit Flügeln*, 1963. John Lewis, Oxford Street, London.

Künstlerin eingeschränkt hätte und statt dessen wurde beschlossen, daß die Figur „eine zum ästhetischen Schmuck des Gebäudes gestaltete Übung in reiner Form" sein sollte.[40]

Für Henry Moore war, wie wir gesehen haben, die Verschönerung eines schlichten oder belanglos aussehenden Gebäudes nicht die Aufgabe des Bildhauers. Dies hielt ihn aber nicht davon ab, sehr eng mit Michael Rosenauer zusammenzuarbeiten, dem Architekten des Time-Life-Gebäudes in der Bond Street (1952–53), dessen Innenausstattung von Sir Hugh Casson und Misha Black gestaltet wurde. Von Anfang an begriff Moore seine massive Stein-*Schranke* als „Teil der Architektur... eine Fortsetzung der Oberfläche des Gebäudes"[41]; und da sie als Balustrade oder Geländer für die dahinter liegende Terrasse dienen sollte (wo sich seine ebenfalls von Time-Life in Auftrag gegebene *Verhüllte Liegende* befindet), beschloß er, beide Seiten zu behauen, den Stein zu durchbrechen und in vier offene Felder zu teilen, von denen jedes einen mehr oder weniger abstrakten Monolithen enthält. „Ich fand ..., daß mein Projekt eigentlich nach einer Drehscheibe für jede der Plastiken verlangte, so daß man sie, zum Beispiel am Ersten eines jeden Monats, alle auf eine andere Ansicht hätte drehen können und daß sie aus dem Gebäude herausgeragt hätten wie einige von diesen halben Tieren in der romanischen Architektur, die aussehen, als würden sie durch die Wände hindurch entfliehen. Sie sollten wie halb eingebettete Kieselsteine aussehen, deren Form das Auge instinktiv vervollständigt."[42]

Sicherheitserwägungen machten Moores kunstvollen Plan zunichte, aber die Verwendung einer Drehscheibe war ihm die liebste Lösung, wenn die Umstände es nicht zuließen, daß eine Skulptur von allen Seiten gesehen werden konnte. Dies war völlig verschieden von der in den fünfziger Jahren in manchen Kreisen populären, Moore aber verhaßten Idee, statische Skulpturen (als Gegensatz zu Mobiles verstanden) auf ständig rotierenden Sockeln zu zeigen.

Gelegentlich wurden Skulpturen für Innenräume in Auftrag gegeben, wo sie von der Öffentlichkeit gesehen werden konnten. Arbeiten von McWilliam und Bernard Meadows zierten die neuen Geschäftsräume der Buchhandlung J. und E. Bumpus, als sie im

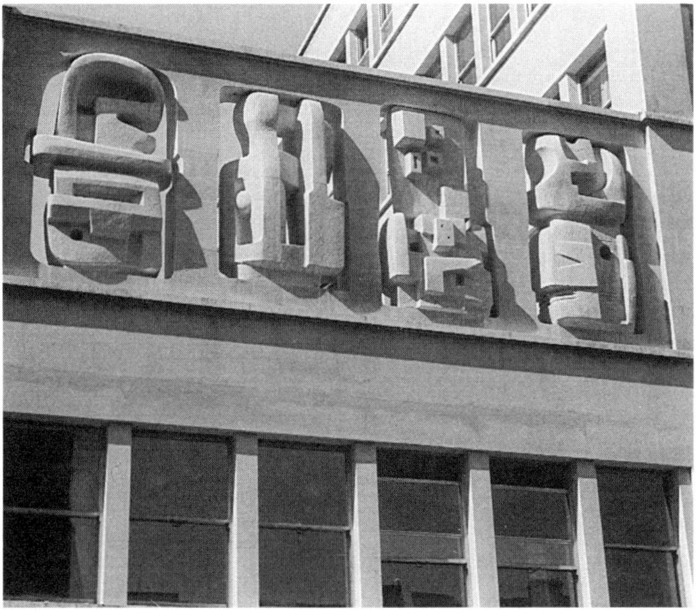

Henry Moore, *Time-Life-Schranke*, 1952–53. Time-Life-Gebäude, Bond Street, London.

November 1958 in der Baker Street eröffnet wurden. Zwei Jahre zuvor hatte die Mullard Organisation, Hersteller von Elektronik und Fernsehröhren, eine kleine Arbeit aus Kupfer bei Barbara Hepworth in Auftrag gegeben, *Orpheus oder Improvisation über Elektronik*, welche noch immer, höchstens von den aufmerksamsten Passanten beachtet, im Schaufester des Mullard House am Torrington Place steht.

Neubauviertel

Wirklich zu ihrem Recht kam die zeitgenössische Skulptur aber bei der Planung und beim Bau neuer Städte, die die überquellende Bevölkerung Londons aufnehmen sollten, wie es in dem dezentralisierenden New Towns Act von 1946 vorgesehen war. Und in dieser Hinsicht kann man Mullins zustimmen, der 1962 in seinem Überblick meinte, daß die öffentlichen Körperschaften der Privatinitiative mit gutem Beispiel vorangingen. Von all den betroffenen örtlichen Behörden erwarb sich der Hertfordshire County Council das höchste Lob damit, daß er 0,33 % der Gesamtkosten jeder neuen Schule für die Anschaffung von Kunstwerken bereitstellte. Dieses Programm war zwischen 1949 und 1953 in Kraft; 1955 waren bereits 100 Schulen gebaut worden, viele von ihnen mit vorgefertigten Teilen. Die erste von ihnen, die Barclay School in Stevenage (ca. 1947–49), war auch die erste Secondary Modern School im Lande, an der Jungen und Mädchen gemeinsam unterrichtet wurden; wie viele dieser lichten und geräumigen Gebäude wurde sie von dem Büro Yorke, Rosenberg und Mardall entworfen, dessen einer Partner, Eugene Rosenberg, besonders daran interessiert war, Arbeiten bei Bildhauern in Auftrag zu geben. Im November 1950 wurde der erste Bronzeguß von Moores freistehender *Familiengruppe* mit einer geschwungenen Bruchsteinwand als Hintergrund vor dem Eingangsportal der Barclay School aufgestellt; ein Standort, den der Künstler ein wenig zu beengt fand. Anderswo in Hertfordshire, am Hatfield Technical College (1951–53), tauchten Skulpturen von Hepworth und Butler auf, jedoch nicht ohne Protest. Während der Nacht des 25. März 1953, weniger als zwei Wochen nachdem sein preisgekröntes Modell für den *Unbekannten politischen Gefangenen* in der Tate Gallery zertrümmert worden war, wurde Reg Butlers *Orakel*, das in der Eingangshalle des College stand, mit blauer Farbe beschmiert. Lawrence Alloway hielt Butlers Arbeit für „die brillanteste der in Hertfordshire in Auftrag gegebenen Skulpturen“, die in vollendeter Weise zu ihrer Umgebung passe: „Er hat sich die Methode der Skulptur als Folie zu eigen gemacht und das Orakel, in seinen eigenen Worten, als ‚eine Person inmitten des College‘ gesehen...

Butler hat das feste Material, Eisen, verwendet, um der Person eine weite Ausdehnung vom Körper heraus zu geben, als wolle sie versuchen, selbst vom Raum Besitz zu ergreifen, vom Raum, der uns gehört. So kann man sagen, daß Butlers Skulptur an ihrem Standort lebt."[43]

Der Hauptantrieb für die aufgeschlossene Politik in Hertfordshire kam von John Newsom, dem Bildungsreferenten des County Council, der das Glück hatte, auf die Arbeit von Henry Morris in Cambridgeshire als Vorbild zurückgreifen zu können. Morris war Bildungsreferent in Cambridge von den späten zwanziger Jahren bis zum Anfang der fünfziger Jahre und leistete Pionierarbeit für das Verständnis von Kunst als einer kreativen, pädagogischen Kraft. Das Village College (eine Art Volkshochschule) war seine Erfindung, und für das von Walter Gropius 1938 entworfene Impington Village College gab er eine *Familiengruppe* von Moore in Auftrag. Obwohl im Modell ausgearbeitet, wurde sie aus finanziellen Gründen nicht realisiert, diente aber als Prototyp für spätere Aufträge wie jenen für die Barclay School in Stevenage und jenen für Harlow New Town (im Mai 1956 von Sir Kenneth Clark enthüllt). In den späten fünfziger Jahren errichtete Morris eine Kunststiftung zur Unterstützung von Digswell House in Welwyn Garden City, wo Künstler, insbesondere Bildhauer, und Handwerker Seite an Seite arbeiten und, wie er hoffte, von den örtlichen Behörden, Architekten und Industriellen eingesetzt werden sollten.

Beim Ankauf von Skulpturen in Harlow hatte man nicht immer einen bestimmten Aufstellungsort vor Augen, wenngleich eine Anzahl von Arbeiten gezielt in Auftrag gegeben wurde, so zum Beispiel Ralph Browns *Fleischträger* für den Marktplatz, eines der gelungeneren Stücke.[44] Harlow gehörte zu den Städten, die 1952 vom Arts Council eine der Skulpturen geschenkt bekamen, die ursprünglich für das Festival of Britain in Auftrag gegeben worden waren – in diesem Fall Hepworth' *Kontrapunktische Formen*, die in einem Wohngebiet der Stadt aufgestellt wurde. (Die anderen Nutznießer dieses Programms waren Northampton, das Frank Dobsons *Frau und Fisch* erhielt, und Manchester, das einen Ort für Epsteins *Jugend auf dem Vormarsch* fand).

Kräftemessen

Mit dem Niedergang des privaten Förderers und der damit verbundenen Zunahme staatlich subventionierter Kunst wurde im Nachkriegs-Großbritannien die Notwendigkeit, mit örtlichen Behörden zusammenzuarbeiten, zum Alltag – eine Tatsache, die die meisten Künstler, vor allem die Bildhauer, nicht begrüßten, mit der sie aber zurechtkommen mußten. 1952 erklärte Moore, der immer in Sorge war, die Freiheit des Künstlers könne gefährdet werden, daß er für öffentliche Körperschaften hatte arbeiten können „ohne die geringste Preisgabe dessen, was ich als meinen persönlichen Stil ansehen würde“[45] ; demgegenüber begrüßte Franta Belsky die Vorstellung einer Partnerschaft von Architekt und Bildhauer geradezu begeistert und fand, es sei „anregend und hilfreich, wenn einem ein paar Beschränkungen vorgegeben werden“.[46]

Aber wurden die Künstler mit solchen Richtlinien versehen? Der neue kollektive Förderer gab, wie es scheint, keine Befehle, sondern nur Arbeitsgelegenheiten. „Reine“ Bildhauer, die vom L.C.C. den Auftrag erhalten hatten, Arbeiten für die South Bank Exhibition von 1951 im Rahmen des Festival of Britain zu produzieren, wurden mehr oder weniger sich selbst überlassen. Das Resultat war, daß viele Kritiker das Fehlen einer gelungenen Verbindung von Kunst und Architektur monierten.[47] Sir Hugh Casson, der Ausstellungsdirektor für Architektur, glaubte, es gebe eine Reihe von Gründen hierfür, von denen der wichtigste die Unfähigkeit des Künstlers sei, „in Kategorien von Öffentlichkeit zu denken“ (to think public): „Zu viele Maler und Bildhauer ... machten den Fehler zu glauben, daß es nur darauf ankäme, ihre eigene Galerieformel in Großschrift zu liefern. Sie vergaßen den Lärm und die Leute und die Eiscremeschachteln.“[48]

Demgemäß meinte Casson, daß die besten Arbeiten in der South-Bank-Ausstellung jene gewesen seien, die in einem gewissen Abstand von solchen Ablenkungen aufgestellt waren, „in schützenden Teichen oder hoch oben auf einer freistehenden Mauer“. Das könnte man wohl über die öffentliche Skulptur in den fünfziger und frühen sechziger Jahren auch im allgemeinen sagen. Die beeindruckendsten Arbeiten aus dieser Periode im Stadtbereich von London schweben paradoxerweise entweder hoch über den Köpfen nichtsahnender Fußgänger oder sind umgekehrt in enge Straßen gequetscht, wo sie nicht aus angemessener Entfernung betrachtet werden können (Moores Time-Life-Schranke). Einige Skulpturen sind, wie Epsteins riesiges dramatisches steinernes Kriegsmahnmal, das in dem verglasten Innenhof des Congress House gefangen ist, von der Straße aus überhaupt nicht zu sehen und müssen aufgesucht werden. Die nationale Angewohnheit, architektonische Skulptur nicht wahrzunehmen und Skulptur, welcher Art auch immer, selten richtig anzuschauen, war mit einer derart apologetischen Plazierung jedenfalls kaum zu kurieren.[49]

Ein weit radikaleres Ideal der Zusammenarbeit zwischen Künstler und Architekt – nichts Geringeres als die Erschaffung einer „integrierten menschlichen Umgebung“, in der die traditionell unterschiedenen Funktionen von Malerei, Skulptur und Architektur in einer einzigen Ganzheit verschmelzen würden – wurde im Sommer 1956 in der Ausstellung „This is Tomorrow“ der Whitechapel Art Gallery unterbreitet. Zusammen mit Architekten, Designern und einer Handvoll Künstlern mit konstruktivistischen Neigungen nahmen die Bildhauer William Turnbull, Eduardo Paolozzi, Robert Adams und Leslie Thornton teil. Im Katalog fragte der Architekt James Stirling: „Warum wollen Sie Ihre Gebäude mit ‚Stücken‘ von Skulptur vollstopfen, wenn der Architekt sein Medium so aufregend gestalten kann, daß das Bedürfnis für Skulptur erledigt und selbst ihr Vorhandensein weggewischt wird?“ – eine Meinung, die bei den beteiligten Bildhauern nicht auf großen Enthusiasmus gestoßen sein kann, außer vielleicht bei Paolozzi, der sich bereits als „Brutalist“ bezeichnete.

Wie verführerisch sein Utopismus auch sein mochte, solch ein ehrgeiziger Entwurf für die Zukunft, wie er im Programm von „This is Tomorrow“ verkörpert war, hatte wenig unmittelbaren Einfluß auf das Denken der Städteplaner und ihrer künstlerischen Berater, obwohl die „Aufregungen“ der brutalistischen Architektur für die Eingeweihten schon bald spürbar wurden. Die Skulptur wurde weiterhin in den öffentlichen Raum auf mehr oder weniger die gleiche Weise eingeführt, wie dies immer geschehen war – statt anonym ihren Platz in einem Gesamtensemble einzunehmen, wurde sie mit einem Gefühl der Unsicherheit verordnet. Und es war das Gefühl dieses Aufgesetztseins, das viele Leute zu stören begann.

Ablehnung und Kritik

Es gibt in diesem Jahrhundert zahlreiche Beispiele dafür, wie Skulptur den Publikumsgeschmack verwirrt oder beleidigt hat und sogar als eine Bedrohung angesehen worden ist: Man muß nur an die Reaktion auf Epsteins Außenskulpturen in den zwanziger Jahren denken, die geteert und gefedert oder mit Farbe übergossen wurden. Aber erst nach dem letzten Krieg nahm das emotionale Echo auf öffentliche Skulpturen einen durchgängig negativen Charakter an – entweder verständnislos oder eindeutig feindselig. Als sich im März 1954 der Manchester City Council mit einer Mehrheit von zwei Stimmen gegen den Ankauf von Henry Moores *Verhülltem Torso* für £ 850 entschied, zitierte die Presse ein Ratsmitglied mit der Äußerung: „Es hat den Eindruck des Abnormen gemacht und könnte nur abnormen Leuten gefallen. Zum Glück haben wir hier in Manchester nicht viele solche Leute."[50] Vier Jahre später kaufte Huddersfield einen Guß von Moores *Fallendem Krieger* für £ 1500 – trotz der Proteste eines Stadtrats, der „den Kauf eines Objekts, das bestenfalls eine körperliche Mißbildung darstellt und schlechtestenfalls eine körperliche Entartung"[51] , nachdrücklich verurteilte. Wahrscheinlich sprach er für eine ziemliche Menge normaler Menschen.

„Normale Menschen" führten in den fünfziger und sechziger Jahren eine Anzahl vorsätzlicher Akte von Vandalismus gegen Werke öffentlicher Skulptur aus, die keinen Zweifel an der Stärke ihrer Gefühle lassen.[52] Die Skulptur, die die stärksten Reaktionen hervorrief, war zweifellos Moores *Liegende*. Sie wurde 1951 bei der South-Bank-Ausstellung gezeigt und im Anschluß daran für einen Zeitraum von zehn Jahren vom Arts Council an die Leeds City Art Gallery ausgeliehen. Deren Direktor war zu dieser Zeit

Ernest Musgrave, der zuvor Direktor in Wakefield gewesen war. Musgrave ließ die Arbeit auf dem Grundstück des Temple Newsam House aufstellen und besichtigen. Die *Yorkshire Post* wurde bald mit Leserbriefen wütender Bürger bombardiert. „Eine menschliche Gestalt in einem fortgeschrittenen Stadium der Verwesung, der man die Gedärme herausgerissen, beide Füsse abgeschlagen und ein Stück des Kopfes abgehackt hat" – so sah einer der Briefschreiber die Skulptur und verglich sie mit den Opfern von Belsen und Hiroshima. Für prosaischere Naturen war sie einfach „Altmetall".[53] Während der Nacht des 3. November 1953 wurde sie mit blauer Farbe verschmiert. 1956 wurde die Arbeit aus der Öffentlichkeit entfernt und einige Jahre lang wurde in Leeds keine große zeitgenössische Skulptur mehr auf Dauer im Freien gezeigt.

Das Publikum wurde in seinem Mißtrauen gegen die moderne Skulptur durch die reaktionären Aussprüche populärer Persönlichkeiten wie Sir Alfred Munnings und Sir Winston Churchill bestärkt. Es war Churchill, der Munnings aufgestachelt hatte, in seiner Rede beim Royal Academy Banquet 1949 zu einem Rundschlag gegen Moore und andere zeitgenössische Künstler auszuholen; und es war Churchill, der, als Lord Warden of the Cinque Ports, der unbegründeten Befürchtung zu Glaubwürdigkeit verhalf, daß Reg Butlers *Monument für den unbekannten politischen Gefangenen* 150 Meter hoch auf den Klippen über Dover stehen sollte – ein Mißverständnis, das von Wyndham Lewis in seiner Attacke gegen Butler in dem Buch „The Demon of Progress in the Arts" (Der Dämon des Fortschritts in der Kunst) von 1954 wiederholt wurde. Die Affäre löste einen Streit im Unterhaus aus.[54] Am 30. April 1953 stattete Churchill, der zu dieser Zeit Premierminister war, der Tate Gallery einen kurzen Besuch ab, um Butlers Modell in Augenschein zu nehmen. In *seiner* Rede bei dem Bankett der Royal Academy am gleichen Abend bedachte er es dann mit Spötteleien. Diese Geschichte, die an sich schon ziemlich merkwürdig ist, nimmt den Charakter bizarrer Ironie an, wenn man sie im Licht eines Vorschlags betrachtet, der sechs Jahre zuvor gemacht worden war: Auf den selben Klippen von Dover sollte ein gigantisches Standbild von Churchill mit allem Drum und Dran errichtet werden, mit V-Zeichen, einer Tag und Nacht brennenden Zigarre als Leuchtfeuer für die Schiffe im Ärmelkanal und flankiert von 5 Meter hohen Bulldoggen. Die Bürgermeister der Cinque Ports stimmten dem Plan im Prinzip zu, äußerten jedoch Bedenken wegen des Zigarrenleuchtfeuers. Aus dem Vorschlag wurde nichts und es scheint nicht festgehalten worden zu sein, ob Churchill die Idee gefiel oder nicht.

Wie aufrichtig oder gut gemeint sie auch gewesen sein mag, die Haltung jener, die, im Gegensatz zu Munnings und Churchill, Programme für öffentliche Skulpturen von zeitgenössischen Künstlern unterstützten, war paternalistisch. Im heutigen eher populistischen Klima würde man ihr mit Vorsicht begegnen. Durch den Erfolg der ersten Battersea- und „Sculpture in the Home"-Ausstellungen ermutigt, mochten Männer wie Herbert Read und Alan Durst wohl verlangen, daß der Bildhauer aus seinem Versteck herauskommen und zum Nutzen der Menschen arbeiten solle. Aber kann man ehrlicherweise sagen, daß die Kunst, die aus diesem neuen Kontrakt hervorging, „ein Gefühl von Harmonie und Freude und Würde" in ihr Leben gebracht und aus ihnen in der Folge bessere Bürger gemacht hat?

Die Antwort ist nein, und das aus zwei Gründen. Erstens machte ein kleiner, aber bedeutsamer Teil der zeitgenössischen Skulptur die Menschen wirklich ratlos, weil er keinen klar definierten symbolischen Inhalt hatte – man konnte hineinlesen was man wollte. Als 1958 seine monumentale *Liegende* vor dem neuen Unesco-Gebäude in Paris aufgestellt wurde, soll Henry Moore gesagt haben, die Skulptur bedeute, was jedermann wolle, daß sie bedeute.[55] Welche Ansprüche auch immer für den archetypischen Sinn von Moores Figuren erhoben worden sind, nicht zuletzt von dem Künstler selbst, ein Kunstwerk, das offen für vielfältige Interpretationen ist oder in erster Linie das Unbewußte des Betrachters anspricht, ist nicht unbedingt das richtige für einen öffentlichen Platz. Einfach auf der Dunkelheit und den tieferen Bedeutungen von Skulpturen zu bestehen und das Beste zu hoffen heißt, einem Großteil des Problems aus dem Weg zu gehen. Aber es ist ebenso sinnlos, Symbole wiederzubeleben, die abgenutzt sind oder keine universelle Geltung mehr haben: daher Reg Butlers

Widerwille, zu Klischees Zuflucht zu nehmen oder sich eine seiner eigenen Sprache fremde Rhetorik zu eigen zu machen. Das Paradox der öffentlichen Skulptur in den fünfziger Jahren, als häufig die populärsten Arbeiten die künstlerisch am wenigsten interessanten waren,[56] deutet auf eine Definitionskrise, die erst noch gelöst werden muß, bevor die Kunst wahrhaft sozial werden kann in dem Sinn, den Read und andere aus seinem Kreis vor Augen hatten.[57]

Der zweite Grund hat mit der Architektur zu tun. Neue Städte waren entweder übermäßig verplant und ließen keinen Raum für seltsame Winkel, in die zwanglos plazierte Skulpturen vielleicht gerade noch ein wenig *genius loci* hätten bringen können; oder, in Lawrence Alloways Worten, sie „fielen in Ermangelung eines Siedlungskerns von öffentlichen Gebäuden auseinander" – und dann würde „Skulptur in ihnen verloren aussehen wie auf einer Hauptverkehrsader".[58] Heute hat das Zentrum von Harlow New Town etwas von der Stimmung von *1984* an sich: eintönig, dem Wind ausgesetzt, schmutzig. Skulptur im Freien, für die das britische Wetter auch keine große Hilfe ist, erscheint hier als etwas Belangloses.[59] Man ist versucht, Herbert Reads feierlichen Ausspruch umzukehren und zu verändern und statt dessen darauf zu bestehen, daß es die *Gebäude* sind, die würdig sein sollten – würdig nicht nur der Skulptur, sondern auch der Menschen.

1 Es gibt jedoch Anzeichen für ein Zunehmen sowohl der Gelegenheiten für öffentliche Aufträge als auch der Zahl der Bildhauer, die bereit sind, sie zu übernehmen – jedenfalls verglichen mit der allgemeinen Apathie der siebziger Jahre, die teilweise eine Reaktion auf das Ausufern wertloser Gelegenheitsarbeiten in den sechziger Jahren war. Zu diesem Ergebnis gelangt Deanna Petherbridge in „Sculpture up Front", *Art Monthly*, Nr. 43, 1981, S. 7–15. Der ausgewogene und informative Bericht von Miss Petherbridge über die gegenwärtige Situation, der veröffentlicht wurde, nachdem dieser Aufsatz geschrieben war, liest sich vertraut. Die gleichen Appelle an die Bildhauer, mit den Menschen zu „kommunizieren", die gleiche gespannte Beziehung zwischen Architekt und Künstler, die gleiche Debatte über die Natur und Funktion öffentlicher Skulptur – nach zwanzig oder dreißig Jahren hat sich das Bild wenig verändert.

2 „Sculpture As New Status Symbol", *The Times*, 31. Oktober 1962.

3 Edwin Mullins, „The Open-Air Vision: A Survey of Sculpture in London since 1945", *Apollo*, August 1962, S. 455–463.

4 Dennis Farr, „Sculpture in London since the War", *Country Life*, 14. November 1963, S. 1240–1241.

5 Die Betrachtungsweise von Belsky und Copnall ist in *The Times*, a. a. O. (s. Fußnote 2), wiedergegeben. „Architektonische" Skulptur war der gebräuchliche Begriff für Reliefs und andere Verschönerungen der Struktur.

6 Dalwood, zitiert nach „No Accord on Public Sculpture", *The Scotsman*, 14. April 1967, einem Bericht über die erste schottische Konferenz über öffentliche Skulptur, die in Dunfermline stattfand.

7 Moores Bemerkungen sind entnommen aus *Sculpture in the Open Air – a talk by Henry Moore on his sculpture and its placing in open-air sites*, herausgegeben von Robert Melville und mit begleitenden Abbildungen vom British Council gesondert aufgenommen, 1955, Seite 1, 9 (Transkript im Archiv der Tate Gallery). Dies ist ein entscheidendes Dokument, das im folgenden als Moore, „Sculpture in the Open Air" zitiert wird. Teile davon sind bei Philip James (Hrsg.), *Henry Moore on Sculpture*, London 1966, abgedruckt.

8 Siehe den Bericht von Sir Hugh Casson über die enttäuschenden Resultate seines Aufrufs an Architekten, die Namen von Bildhauern mitzuteilen, mit denen sie bei der „Festival of Britain Exhibition" gerne zusammenarbeiten würden, in *Image 7*, Frühjahr 1952, S. 57–58.

9 Antony Fletcher in einem Brief vom 12. August 1963 aus County Hall an *The Times*. Lynn Chadwick (in dem Film „Five British Sculptors", 1964, Regie Warren Forma) gestand ebenfalls ein, es mache ihm Schwierigkeiten, das, was für ihn eine im Wesen private Kunst sei, mit den Anforderungen einer öffentlichen Skulptur in Einklang zu bringen.

10 Moore, „Sculpture in the Open Air", S. 2.

11 Terence Mullaly, „Monuments to Man", *Daily Telegraph*, 6. Mai 1967.

12 Siehe Misha Black, „Humanising Our Cities", *Sunday Times*, 18. Februar 1968; und *Sunday Times*, 10. März 1968.

13 Häufig Moore, aber auch Epstein, Wheeler, Charoux, Dobson, Hepworth, McWilliam, Butler und später Chadwick.

14 Alan Durst, „Sculpture Can Survive", *The Studio*, Dezember 1950, S. 177.

15 John Berger, *New Statesman*, 24 März 1953, S. 338.

16 Herbert Read, „Tragic Art", *New Statesman*, 28. März 1953, S. 336. Einen ausführlichen Bericht über die Kontroverse um den „Unbekannten politischen Gefangenen" liefert *The Tate Gallery: Illustrated Catalogue of Acquisitions 1978–80*, London 1981, S. 72–82, sowie der Ausstellungskatalog *Reg Butler*, Tate Gallery, London 1983, S. 20–25, und Robert Burstow: Butler's Competition Project for a Monument to „The Unknown Political Prisoner": allegory, abstraction and Cold War politics. Vortrag vor der jährlichen Konferenz der Association of Art Historians, Sheffield April 1988 (erscheint demnächst in *Art History*). R. Penrose, der als stellvertretender Vorsitzender des I.C.A. in der Jury des Wettbewerbs „Unknown political prisoner" zusammen mit Kloman, Herbert Read und anderen tätig war, berichtete mir 1982 vertraulich, daß der anonyme Sponsor des

Wettbewerbs in der Tat John Hay Whitney war. Sowohl Penrose wie Whitney sind in der Zwischenzeit verstorben. (R. C. 1989)

17 Sylvester, „The Unknown Political Prisoner", *The Listener*, 19. März 1953, S. 478.

18 M. H. Middleton, „Trouble at the Tate", *The Spectator*, 20. März 1953, S. 335.

19 Brief vom 10. April 1953 in den Akten des Archivs der Tate Gallery über die Ausstellung „Der unbekannte politische Gefangene". Der Autor bekannte sich zu „der Sicht von Munnings", daß ein Kunstwerk „visuell erkennbar" sein und „ein erfreuliches Thema" haben sollte.

20 Eine von Reg Butler zur Zeit der Ausstellung in der Tate Gallery abgegebene Erklärung; Kopie in den Archiven des I.C.A.

21 Rothenstein an Barr, 29. April 1953; Kopie in der Tate Gallery, a. a. O. In den Akten der Tate Gallery findet sich auch eine Kopie von Barrs Brief an die *Times* (23. März 1953), in dem der Autor die Engländer ermahnte: „Wacht auf!". Der Brief wurde nicht veröffentlicht, weil das Strafverfahren gegen Laslo Szilvassy, der beschuldigt wurde, Butlers Modell vorsätzlich beschädigt zu haben, noch bei den Gerichten anhängig war. Ebenso findet sich dort Anthony Klomans Korrespondenz mit Rothenstein und Lord Jowitt, dem Vorsitzenden des Treuhänderausschusses, über das Fordern von Eintrittsgeld und die Einladung von Mitgliedern der königlichen Familie zur Eröffnung der Ausstellung in der Tate Gallery.

22 Siehe Sir Frederick Gibberds Einführung zu *Sculpture in Harlow*, Harlow Development Corporation in association with Harlow Art Trust 1973.

23 Patrick Heron, *New Statesman*, 29. Mai 1948, S. 433–434.

24 Francis Watson, *The Listener*, 24. Mai 1951, S. 846.

25 Ebenda

26 T. J. Honeyman im Vorwort zum Katalog von *Sculpture in the Open Air*, Kelvingrove Park, Juni–September 1949, S. 3.

27 Siehe die Berichte in der *Glasgow Evening Times*, 29. August 1949, und in *The Scotsman*, 30. August 1949.

28 *Architectural Review*, Juli 1951, S. 52.

29 Moore, „Sculpture in the Open Air", S. 9. Für Moore ist der ideale Standort für Skulpturen nicht der pittoreske Park oder Garten, sondern die zwanglose, ungeplante Moor- oder Dünenlandschaft, die dem wandernden Betrachter das Vergnügen erlaubt, plötzlich auf das Unerwartete zu stoßen. Für Battersea I verwendete man nur eine Ecke des Parks – die *Architectural Review* nannte den Ausstellungsort einen „Park-im-Park" –, was eine ziemlich beengte Wirkung hervorgerufen haben muß. Wie Robert Melville an anderer Stelle bemerkt hat, dachte Moore wahrscheinlich an seine Steinskulpturen, als er seine Vorliebe verkündetete, sie in einer sonnigen Landschaft zu sehen; Bronze sieht oft bei trübem, feuchtem Wetter besser aus. Siehe Robert Melville, „Henry Moore and the Siting of Public Sculpture", *AR*, Februar 1954, S. 87–95.

30 3. Juni 1951, S. 976.

31 Lawrence Alloway, „The Siting of Sculpture", *The Listener*, 17. Juni 1954, S. 1044.

32 Es gab einen noch früheren Vorläufer für diese scheinbar neuartige Idee, zeitgenössische Kunst und Design zusammen zu zeigen. 1936 hatte die Firma Duncan Miller in ihren Ausstellungsräumen in London eine Ausstellung mit dem Titel „Moderne Bilder für moderne Räume" inszeniert, die die Verwandtschaft zwischen abstrakter Kunst und Innenarchitektur veranschaulichen sollte.

33 *The Times*, 29. Mai 1953. Die so beschriebene Arbeit war Clarkes Eisenskulptur, die von Time-Life für den Empfangsraum ihres Gebäudes in der Bond Street in Auftrag gegeben worden war. Eine detaillierte Beschreibung der Innenausstattung des Gebäudes wird in der *Architectural Review*, März 1953, S. 156–172, gegeben. Zu den Hauptbestandteilen gehörten Stühle von Ernest Race, Aschenbecher von Lucie Rie, von Edward Bawden entworfene Vorhänge und ein Wandgemälde von Ben Nicholson in der Eingangshalle. Clarkes Skulptur wird in einer Zeichnung des Empfangsraums auf Seite 162 gezeigt. Auf Moores Arbeit an der Außenseite des Gebäudes wird weiter unten in diesem Aufsatz eingegangen. Die *AR* von August 1952, S. 130, zeigt typische Beispiele der Arbeit von Butler, Armitage, Clarke, Meadows und Chadwick, die alle im britischen Pavillon bei der

Biennale von Venedig 1952 gezeigt wurden (siehe weiter unten in diesem Aufsatz und Fußnote 35). Diese Künstler gehörten jener Richtung an, die Robert Melville in der Besprechung einer Ausstellung von Skulpturen F. E. McWilliams in der *AR* später im gleichen Jahr „die neue lineare Schule von Schlankmachern und Käfigkonstrukteuren" betitelte. Die Analogie zwischen Skulpturen und Möbeln wird auch im Zusammenhang mit einer Arbeit von Calder in der *AR* von August 1949 gezogen, wo eines seiner Stabiles vor einem von Eliel Saarinen entworfenen Kaffeetisch und Stuhl gezeigt wird (S. 118).

34 *Architectural Review*, November 1950, S. 330.

35 Die Auswahl für die Ausstellung wurde von Herbert Read, Philip Hendy und John Rothenstein getroffen. In seiner Katalogeinführung sprach Read von „Bildern der Flucht, von schartigen Krallen, ‚die über den Grund schweigender Meere dahinhasten', von abgeschürftem Fleisch, frustiertem Sex, der Geometrie der Furcht." In einem Brief an den *Manchester Guardian* vom 3. Juli 1952 berichtete er, wie man ihm überall, wohin er in Venedig kam, erzählte, daß „der britische Pavillon der vitalste, brillanteste und vielversprechendste in der ganzen Biennale" sei.

36 *The Times*, 23. Oktober 1954.

37 Alloway, a. a. O., S. 1044.

38 Ebenda, S. 1045.

39 Nikolaus Pevsner, *The Buildings of England. London, I: The Cities of London and Westminster*, 3., von Bridget Cherry durchgesehene Auflage, Penguin Books, 1978, S. 374.

40 Aus einem Bericht im *Sunday Telegraph*, 22. April 1962.

41 Moore, „Sculpture in the Open Air", S. 2.

42 Ebenda, S. 3.

43 Alloway, a. a. O., S. 1045. Abbildungen von Butlers Skulptur *in situ*, ebenso von Hepworths Außenrelief *Vertical Forms*, 1951, und eines Gemäldes von Nicholson finden sich im Schwerpunktheft der *Architectural Review* über das Hatfield Technical College (Architekten Easton und Robertson), Februar 1953, S. 79–87; siehe auch „The Arts at Hatfield" in derselben Ausgabe, S. 125–126. Detaillierte Berichte über das Hertfordshire Schools Scheme sind in den folgenden Nummern der *AR* enthalten: Februar 1947, S. 63–66; September 1949, S. 153–176 (enthält eine Fotografie des Haupteingangs und der Eingangswand der Barclay School in Stevenage); und Juni 1952, S. 367–387. Siehe auch den Ausstellungskatalog *Architecture in Hertfordshire 1929–1979*, Hertfordshire Association of Architects, 1980.

44 Siehe Gibberd, a. a. O., S. 10.

45 Zitiert nach der Besprechung eines UNESCO-Berichts „Der Künstler in der modernen Gesellschaft" in *The Times*, 5. Juli 1954.

46 *The Times*, 31. Oktober 1962 (siehe Fußnote 5).

47 Siehe Casson, a. a. O., S. 48–60. Die *Architectural Review* (August 1951, S. 144) meinte: „Die Maler und Bildhauer sind der Situation nicht in der Weise gerecht geworden wie die Architekten ...".

48 Casson, a. a. O., S. 59–60.

49 Siehe den Artikel in *The Times*, 3. Februar 1959, mit dem Titel „Too lazy to look at Sculpture?" („Zu faul, Skulpturen zu betrachten?"); ebenso das *Architect's Journal*, 6. Februar 1947, S. 142: „Was die architektonische Skulptur angeht..., nur wenige von uns nehmen sie wahr." Wer zum Beispiel hat jemals das große vierteilige Relief aus getriebenem Kupfer von Elizabeth Frink auf dem Carlton Tower Hotel bemerkt?

50 *Daily Telegraph*, 5. März 1954.

51 Zitiert nach *The Times*, 6. Februar 1958.

52 Die folgenden Beispiele sollten neben den hier und an anderer Stelle in diesem Aufsatz erwähnten Verunstaltungen genannt werden: Die Kontroversen um Moores Arnhem-Mahnmal (*Krieger mit Schild*) 1956 und McWilliams *Princess Macha* für das neue Nord-West-Krankenhaus in Londonderry (Architekten Yorke, Rosenberg und Mardall) 1958; die Beschädigung von Moores *Familiengruppe* in

Harlow 1963; das Teeren und Federn einer Arbeit von Hepworth in Chesterfield später im gleichen Jahr.

53 *Yorkshire Post*, 8. und 12. November, 1951.

54 Unter Führung des konservativen Abgeordneten aus Dover unterzeichnete eine Gruppe von Parlamentariern (unter ihnen Jo Grimond) am 17. März 1953 einen Antrag im Unterhaus in dem „der Vorschlag, auf den Klippen bei Dover eine Vergrößerung des preisgekrönten Beitrags zum internationalen Skulpturwettbewerb zu errichten..." beklagt wurde. Eine zweite Gruppe von Parlamentarien unter Führung des Labour-Abgeordneten aus Pembroke, der von Michael Foot, Jennie Lee und anderen unterstützt wurde, brachte rasch einen Gegenantrag ein, in welchem erstens „die Benutzung der schriftlichen Tagesordnung für Zwecke ästhetischer Kritik und insbesondere dazu, ein Kunstwerk verächtlich zu machen, das die Bewunderung von Männern und Frauen vieler Nationen gewonnen hat, die ihr Leben dem Studium der Skulptur gewidmet haben", bedauert wurde und zweitens, „daß in derartiger Weise für das Philistertum geworben wird". Eine Kopie der Tagesordnung, die von Desmond Donnelly an Sir John Rothenstein geschickt wurde, befindet sich in den Akten des Tate-Gallery-Archivs über den „Unbekannten politischen Gefangenen".

55 *The Times*, 17. Oktober 1958.

56 So die Feststellung Alloways, a. a. O., S. 1045.

57 Ähnliche Auseinandersetzungen darüber, was eine gelungene öffentliche Skulptur ausmacht, werden heute von neuem geführt: siehe Deanna Petherbridge, a. a. O., S. 13–14. Read allerdings erlebte in den sechziger Jahren eine Ernüchterung und glaubte, es sei „unmöglich, die im Wesen freie Kunst der Skulptur den strikt funktionalen Bedürfnissen der modernen Architektur anzupassen". (*Henry Moore*, London, 1965, S. 199).

58 Alloway, a. a. O., S. 1046.

59 In einem neueren Buch über Harlow wird Moores *Familiengruppe*, die jetzt in die relative Sicherheit des Stadtplatzes (in einer aufdringlichen architektonischen Umgebung, die Moore wahrscheinlich verabscheut hätte) umgesiedelt worden, aber immer noch ein Ziel für Vandalen ist, gönnerhaft zugestanden, sie symbolisiere für viele „die Lebensqualität in Harlow". (Frederick Gibberd u. a., *Harlow: The Story of a New Town*, Publications for Companies, 1980, S. 244).

Bei der Abfassung dieses Aufsatzes waren mir Gespräche mit Reg Butler, Margaret McLeod, Henry Moore und Eugene Rosenberg eine wesentliche Hilfe. Ich möchte ferner den folgenden danken: Arthur Byron und der Firma Constable & Co. für die Erlaubnis, Druckfahnen von Byrons *London Statues*, 1981, zu sehen; Sandy Nairne für die Einsicht in den damals noch unveröffentlichten Katalog der Archive des I.C.A., der von John Sharkey zusammengestellt wurde; und Hugh Stevenson von der Glasgow Art Gallery und Gillian Spencer von der Wakefield City Art Gallery für das Beschaffen von Fotografien, Informationen oder beidem. Presseausschnitte aus der Zeit werden in dem Archiv der Tate Gallery verwahrt. Alle in dem Aufsatz zum Ausduck gebrachten Meinungen sind die des Autors.

Dieser Aufsatz erschien zuerst 1981 unter dem Titel: „Public Sculpture in the 1950s" in dem von Sandy Nairne und Nicholas Serota herausgegebenen Katalog der Whitechapel Art Gallery: *British Sculpture in the Twentieth Century*. Bis auf die Fußnote 16 und die Zwischenüberschriften ist der Text in der 1981 veröffentlichten Form übernommen worden.

Christian Sabisch

Lokaltermin Wuppertal
Arno Breker und Henry Moore

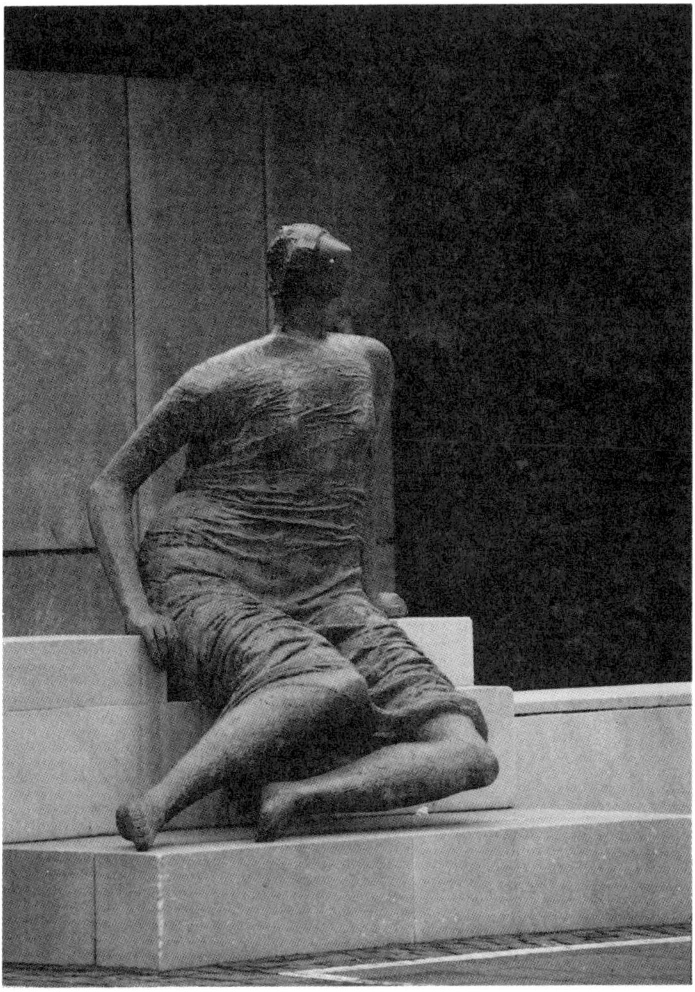

Henry Moore, *Sitzende Gewandfigur*, 1957

Geteert und gefedert

In der Nacht vom 5. auf den 6. Dezember 1959 wird die erst zehn Tage zuvor enthüllte Bronzeplastik *Sitzende Gewandfigur* (1957) des englischen Bildhauers Henry Moore mit heißem Teer übergossen und gefedert. Mit dieser an einen Lynchakt gemahnenden Handlung findet die öffentliche Diskussion um eine moderne Außenskulptur ihren vorläufigen Höhepunkt. Die Tageszeitungen berichten über den Vorfall in großer Aufmachung samt Foto und geben zum Teil auch den Text der am Tatort hinterlassenen Botschaft wieder: „Die Sitzengebliebene! Man hätte auch hundert Bratpfannen daraus machen können." Mit genüßlichem Zynismus verweist der General-Anzeiger darauf, daß seit einigen Jahrtausenden Bratpfannen nicht mehr aus Bronze hergestellt werden und fragt: „Waren das Urteil und die Tat der Witzbolde ein Ausdruck der Volksmeinung? Wenn ja, wo kämen wir hin, wenn sich Anhänger der modernen Kunst über die klassische Bildhauerei beispielsweise an der Pallas Athene äußerten, sie mit Leim bestrichen und ein altes Kopfkissen über sie ausleerten?"

Die angesprochene *Pallas Athene* ist ein Werk von Arno Breker, Sohn der Stadt und Starbildhauer der Nazis. Seit sie 1957 in Wuppertal aufgestellt wurde, versinnbildlicht sie dort die traditionelle Kunstauffassung, während Henry Moores *Sitzende* für zeitgenössische, moderne Kunst steht. Rund vier Monate nach der Schändung erscheint am 2. April in der Presse wiederum ein Foto mit der *Sitzenden*: Gereinigt und von den Spuren der Schmach befreit, thront die Figur inmitten einer Schar kecker Gartenzwerge. Anders als bei der Verunstaltung zum Nikolaustag ist der Urheber dieses Aprilscherzes bekannt: Es ist Prof. Dipl.-Ing. Friedrich Hetzelt, seines Zeichens Stadtbaudezernent und treibende Kraft für den Ankauf der *Sitzenden.*

Der Kommentar des Professors saß, und Handgreiflichkeiten gegenüber der Dame kamen nicht mehr vor. Doch die Kritik hielt an und wenig später zog die Bronzestatue vorübergehend in das *Haus der Jugend* in Barmen um, wo sie bis zur Einweihung des neuen Schauspielhauses im Foyer der einstigen „Ruhmeshalle" ruhte. Mit der Eröffnung des neuen Theaterbaus zog sie wieder ins

Freie und sitzt seither unbeschadet, unverfemt vor dem Eingang des Musentempels.

Was war falsch gelaufen? Warum hatten sich einige Wuppertaler zu solch extremen Handlungen hinreißen lassen und Jahre später keinen Ton von sich gegeben? Hatten sie dazugelernt? Die Geschichte liegt zwar kaum dreißig Jahre zurück, doch schon sind die Fakten nur mit Mühe rekonstruierbar; viele der Beteiligten leben heute nicht mehr und die Akteneinsicht im Stadtarchiv erlaubt es zwar, die Daten, nicht aber die Auseinandersetzung im einzelnen und schon gar nicht die vorgebrachten Argumente zu rekapitulieren.

Der Ankauf der *Sitzenden*

Am 26. Februar 1957 berichtet der Baudezernent Friedrich Hetzelt in einer Sitzung der *Kommission für die Vergabe von künstlerischen Arbeiten bei städtischen Bauvorhaben* über die Möglichkeit, das in Planung befindliche neue Stadtbad in Elberfeld mit Kunstwerken auszuschmücken. Hetzelt stellt Skulpturenentwürfe von Geiger und Hartung vor sowie einen von Prof. Kuhn angefertigten Entwurf für eine Buntverglasung des großen Fensters an der Südseite des Gebäudes. In den Akten heißt es weiter: „Außerdem bittet er zu beraten über die Aufstellung einer lebensgroßen Plastik von Henry Moore im Südgarten des Stadtbades. Die Größe des Stadtbades und sein Anklang auf internationaler Ebene verpflichten dazu, auf dem Gebiete des künstlerischen Schmuckes an diesem Bau etwas Besonderes zu tun."

Nach eingehender Beratung verwarf die Ankaufskommission bald die Entwürfe der deutschen Künstler, einschließlich einer Buntverglasung, und nahm aufgrund der vorgelegten Fotos den Vorschlag an, die *Sitzende* von Henry Moore anzukaufen und aufzustellen. Jedoch fehlte das nötige Geld. 50.000 bis 55.000 DM standen zur Verfügung, doch das von dem Kunsthändler Czwiklitzer unterbreitete Angebot belief sich auf 78.000 DM. Kurz vor der nächsten Sitzung am 7. Mai 1957 erklärte sich Czwiklitzer telefonisch bereit, einen Preisnachlaß von etwa 40 % einzuräumen.

Die immer wieder zur Sprache gebrachten Mitbewerber Hartung, Lehmann und Heiliger wurden eingeladen, für eine Honorarsumme von insgesamt 3.000 DM nochmals Entwürfe zu unterbreiten. Doch das ist der letzte Vermerk über die Konkurrenten in den Protokollen der Kommission.

Offensichtlich will Hetzelt die Skulptur von Henry Moore durchsetzen und auf der nächsten Sitzung überrascht er sein Gremium mit der dramatisch vorgebrachten Nachricht, er habe telefonisch erfahren, daß Henry Moore bereit sei, die Plastik zum Preis von 45.000 Mark zu liefern, einschließlich Guß-, Transport- und Versicherungskosten, frei bis Wuppertal. Das war ein Angebot, dem die Auftragskommission zunächst keinen Glauben schenken wollte und schließlich nicht widerstehen konnte. So wurde die Stadtverwaltung beauftragt, ein bindendes Angebot in dieser Höhe von dem vermittelnden Kunsthändler einzuholen. Hetzelt trug noch beiläufig vor, daß die Händlerprovision in Höhe von 5.000 DM sowie die Kosten für den Sockel von der Stadt zu tragen seien. Doch diese Mitteilung muß in der allgemeinen Aufregung untergegangen sein, wenngleich sie im Protokoll notiert wurde.

Friedrich Hetzelt hatte seinen Willen durchgesetzt und die Kommission war auf den nächsten Sitzungen höchst aktiv am Entscheidungsprozeß der Sockelgestaltung beteiligt. Die „Sockelfrage“ taucht in den Protokollen immer wieder auf und rund zwei Jahre nach dem ersten Ankaufsvorschlag faßt das Gremium in Abstimmung mit Henry Moore den Entschluß, den Sockel in Anlehnung an die Präsentation der *Sitzenden* zu bauen, wie sie inzwischen, im Sommer jenes Jahres, in Kassel auf der documenta II zu sehen gewesen war.

Verkaufspläne und Standortänderung

Die Skulptur taucht erst 1960, also nach der Schändung, wieder in den Protokollen der Ankaufskommission auf. Der Vorschlag wird unterbreitet, die Skulptur wieder zu verkaufen. Inzwischen hatte sich aber Henry Moore durch die Teilnahme an den ersten beiden documenta-Ausstellungen sowohl in Deutschland wie international einen bedeutenden Namen gemacht. Das Protokoll dieser Sitzung enthält sich jeglichen Kommentars zu dem Verkaufsvorschlag, doch die Diskussion, so darf man annehmen, muß heftig gewesen sein. Zu guter Letzt wird der Vorschlag, die Skulptur zu verkaufen, einstimmig abgelehnt. Allein, so wie die *Sitzende* vor der kolossalen Glaswand am Südhang des Stadtbades plaziert war, stellt sie auch Hetzelt nicht zufrieden. „Der Versuch, der Plastik durch eine Mauerwerkscheibe oder kurze Wand einen ruhigen Hintergrund zu schaffen, sollte durch ein einfaches Modell beurteilungsfähig gemacht werden. Einstimmigkeit."

Offensichtlich spaltet sich zu diesem Zeitpunkt die Schar der Kritiker in zwei Lager: Die einen lehnen die Plastik rundweg als Kunstwerk ab, verunglimpfen die *Sitzende* als „böses Porträt der Schwiegermutter" (General-Anzeiger); ihnen mißfällt die Darstellung der weiblichen Figur mit ihren flächigen, abstrahierten Gesichtszügen. Als rein abstrakte Skulptur hätte sie vielleicht weniger Verärgerung ausgelöst, doch gerade die figurative Darstellung erzürnt die Gemüter. Die andere Gruppe der Kritiker bemängelt den Standort; nicht etwa, weil ein Stadtbad – immerhin auch Ausdruck gesellschaftlicher Kultur – einer solchen Plastik unwürdig sei, sondern weil das Größenverhältnis zwischen der hochragenden „Schwimmoper" und der Bronzestatue die *Sitzende* lächerlich klein erscheinen läßt. Einige Meter weiter unten am Hang aufgestellt, hätte sie inmitten einer Wiese Platz nehmen können, der unglückliche Zusammenhang mit der Schwimmoper wäre aufgehoben gewesen und hätte sie nicht länger wie ein kontextloses Anhängsel erscheinen lassen.

Die weitere Entwicklung der behördlichen Anstrengungen, der *Sitzenden* ein bleibendes Zuhause zu geben, ist in den Akten nicht vermerkt, doch wenig später zieht die Skulptur wieder in das „Haus der Jugend", wo sie bereits zwischen dem Ankauf und ihrer in aller Stille erfolgten Enthüllung vor dem Stadtbad am 25. November 1959 gelagert hatte. Was die Akten ebenfalls nicht verraten: Hetzelt hatte die Plastik direkt von der documenta II in Kassel weggekauft, er „luchste" sie, wie er später in einem Zeitungsinterview prahlte, seinem „Freund Moore für 46.000 Mark" ab. Welcher Preis nun wirklich gezahlt wurde, ist ebensowenig nachvollziehbar wie eine frühere Entscheidung des Dezernenten für eine andere Skulptur im öffentlichen Raum von Wuppertal.

Arno Brekers *Pallas Athene*

Drei Jahre bevor er sich für Henry Moore erwärmte, hatte Hetzelt nämlich auf einer Sitzung der Ankaufskommission noch den Vorschlag eingebracht, im Zuge des Schulbausofortprogramms von 1952 vor dem Wilhelm-Dörpfeld-Gymnasium die Skulptur *Pallas Athene* von Arno Breker aufzustellen. Nach kurzer Beratung wird dem Vorschlag am 2. November 1954 zugestimmt. Wie wenig später im Fall Moores hat Hetzelt auch hier seinen Wunschkanditaten durchgesetzt. Wenige Monate zuvor hatte die Kommission noch beschlossen, auch Entwürfe der Bildhauer Hans Rompel und Fritz Bernuth einzuholen; Arno Breker hatte neben seiner *Pallas Athene* noch einen Fackelträgerentwurf eingereicht. An der entscheidenden Sitzung vom 2. November, auf der dann das Votum für Arno Breker zustandekam, nahm der Direktor des Von-der-Heydt-Museums, Dr. Seiler, nicht teil. Wie schnell Hetzelt seinen Willen durchsetzen konnte, belegt das Sitzungsprotokoll. In 75 Minuten wurde über insgesamt fünf weitere künstlerische Arbeiten befunden.

Zweieinhalb Jahre später, am 3. Mai 1957, wird die Statue mit einem feierlichen Festakt im Rathaussaal – die Schulaula war noch nicht fertiggestellt – eingeweiht. Das Schülerorchester spielt Telemann und zwischen den Reden rezitiert ein Griechischlehrer des altsprachlichen Gymnasiums Homer im Original. Der Schulleiter Dr. Heyn kommt in seinem Exkurs auch auf die Diskussion um das Schuldenkmal zu sprechen: „Es ist bekannt, daß verschiedenartige Meinungen und Wünsche in der Frage nach der künstlerischen Gestaltung des Eingangs der neuen Schule geäußert worden sind. Stand es fest, daß ein Symbol der Arbeit eines altsprachlichen Gymnasiums mit seiner Pflege der griechischen Tradition geschaffen werden sollte, dann bot sich z. B. die Möglichkeit an, diesem Symbol... seinen Platz im Innern des... Hauses zu geben."

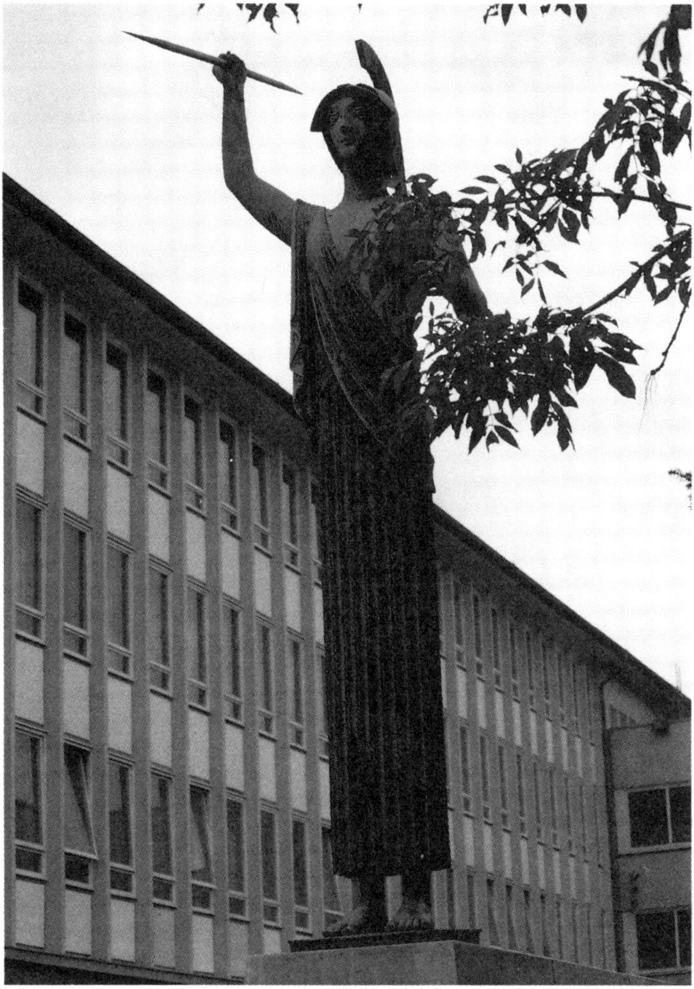

Arno Breker, *Pallas Athene*, 1957.

Dem obligaten Dank des Schulleiters an die Stadtverwaltung, „insbesondere Prof. Hetzelt“, folgte der „Ausdruck der Achtung vor der Arbeit... gegenüber dem Künstler Arno Breker...“.

Der General-Anzeiger war von der Einweihung der Skulptur weit weniger ergriffen: „Ein Standbild, in dem man ohne antikische Anklänge oder Überladungen ein Gleichnis der Jugend sehen könnte, wäre geeigneter gewesen. Man muß sich nun mit dem, was aufgestellt wurde, abfinden. Lobreden, die sicher fallen werden, können aus der Brekerschen Plastik weder ein Meisterwerk machen, noch ein Werk persönlicher Aussage.“ Der Artikel erwähnt die nationalsozialistische Karriere Brekers mit keinem Wort.

Auch die Westfälische Rundschau nicht. Als ihr Fotograf bei der Errichtung der *Pallas Athene* die dem Schulhof zugewandte Rückseite ablichten will, wird ihm von Hetzelt und Breker bedeutet, das sei nicht die „eigentliche Seite“, von vorn sei die Plastik zu betrachten. Der Zeitungstext gibt zu bedenken, daß eine Skulptur doch rundum zu betrachten sei, und kommt zu dem Urteil: Von vorne betrachtet sei die *Pallas Athene* Dekor, rückseitig eher ein Flachrelief und von der Seite mager – „im doppelten Sinn des Wortes“.

Nicht aufgrund der Vergangenheit, des Politikums Arno Breker wurde das Standbild angegriffen, sondern aufgrund der eigentümlichen Ausprägung, der „überzogenen Schlankheit, ihrer Wachstumslänge“. Die Kritik war massiv, doch mündete sie nicht wie bei Henry Moores *Sitzender* in eine Beschädigung oder gar Verlagerung der Skulptur. Der derzeitige Schulleiter, Dr. Jürgen Kabiersch, berichtet, daß wohl die Lanze der Göttin vor Jahren einmal verbogen war und die Restaurierung vom Künstler selbst überwacht wurde. Auch diente Toilettenpapier gelegentlich zur Drapierung oder eine Brille korrigierte die vermeintliche Kurzsichtigkeit der Athene.

Lassen sich diese Attacken als Abiturienten-Scherze, als Pennälerstreiche abtun und mit einem Lächeln übergehen, oder handelt es sich dabei auch um Sachbeschädigung? Darf man die Verunstaltung der *Pallas Athene* weniger tragisch nehmen, weil man sie Jugendlichen zuschreiben kann, während bei der *Sitzenden* Erwachsene hinter der Schandtat vermutet werden? Oder würde sich in der nachsichtigen Haltung gegenüber der Verunstaltung der *Pallas Athene* auch eine geringere Wertschätzung der Skulptur ausdrücken, weil sie von einem in der Nachkriegszeit weniger geachteten Bildhauer stammt? Treffen mit Moore und Breker die Exponenten zweier verschiedener Bildhauertraditionen aufeinander, von denen eine als avantgardistisch und damit gut, die andere als klassisch orientiert und damit altmodisch, wegen ihrer Rolle im „Dritten Reich" sogar verwerflich gelten kann? Warum wird dann die *Sitzende* geteert und gefedert, schließlich sogar verpflanzt, während Brekers *Pallas Athene* den Verulkungen nach wie vor auf einem Schulhof die Stirn bietet? Die offenen Widersprüche zwischen beiden Außenskulpturen gewinnen noch tiefere Bedeutung, wenn man den Ort ihrer Aufstellung, die Stadt Wuppertal, und ihre Geschichte betrachtet, erst recht, wenn man die Biographie der Person berücksichtigt, auf deren Betreiben die beiden Skulpturen fast gleichzeitig nach Wuppertal geholt worden sind.

Ein Ort der Moderne

Wuppertal ist, was die Geschichte der modernen Kunst angeht, nämlich keineswegs eine Provinzstadt, sondern war schon früh eine Station der Moderne. Nicht nur, daß der Barmer Kunstverein 1903 als erste öffentliche Sammlung ein Bild von Pablo Picasso ankaufte, sich bis heute zahlreiche Sammlungen zeitgenössischer Kunst in privatem Besitz befinden, Künstler wie Oskar Schlemmer in der Stadt an vielen Orten ihre Werke hinterließen – diese Tradition wurde auch nach dem Krieg wieder aufgegriffen. Der Architekt Rolf Jährling eröffnete 1949 seine Galerie Parnass im Obergeschoß eines leeren Fabrikgebäudes. Dort stellte er nicht nur zeitgenössische Künstler wie Karl Hartung (1950), Raoul Ubac (1951), Norbert Kricke (1955) und Bernard Schultze (1956) aus, um nur einige Namen zu nennen. Jährling holte auch als erster Alexander Calders *Mobiles* (1952) nach Deutschland, brachte *La voix humaine* von Jean Cocteau auf die Bühne der Galerie (1952) und arrangierte Architekturausstellungen mit Arbeiten von Le

Corbusier (1950/51) und Mies van der Rohe (1952). Emil Schumacher zeigte dort seine Tastobjekte (1957), Hundertwasser verkündetete sein *Verschimmelungs-Manifest* (1958); 1962 nahm FLUXUS seinen eindrucksvollen Anfang in der Galerie und 1965 steckte das *24-Stunden*-Happening künstlerisches Neuland ab.

Sicher, eine private Galerie repräsentiert nicht unbedingt das Kunstverständnis einer Stadt, geschweige denn die Toleranzgrenze gegenüber avantgardistischen Kunstformen. Doch die Galerie Parnass lebte im wesentlichen auf dem Hintergrund eines breiten Engagements von seiten der Bürger, das sich auch durch Ankäufe wie den des *Stuhls mit Fettkeil* von Joseph Beuys auszeichnete. Aus der Zeit vor dem zweiten Weltkrieg überlebte hier eine der bedeutendsten Sammlungen mit Werken von Paul Klee. Als der englische Fotograf Lord Snowdon Anfang der siebziger Jahre von der Londoner Times beauftragt wurde, für die Farbbeilage fünf Sammler in der Bundesrepublik zu porträtieren, stammten drei aus Wuppertal. Seit das Von-der-Heydt-Museum wegen Renovierung geschlossen ist und die sonst eher stille Sammlung auf Welttournee ging, registriert nahezu jeder Gastgeber schlagzeilenträchtige Besucherrekorde. Avantgarde der Kunst: In Wuppertal hat sie Tradition.

Die Herkunft des Vermittlers

Zwischen den Polen privater Kennerschaft und öffentlicher Unkenntnis regierte der Stadtbaudezernent Friedrich Hetzelt. Er prägte das heutige Stadtbild nachhaltig. Ohne ihn wären die moderne Architektur, die Verkehrsführung, aber auch die Kunstwerke im öffentlichen Raum und auf Plätzen nicht denkbar – die Gestaltung großer Knotenpunkte wie der Robert-Daum-Platz, das wieder aufgebaute Opernhaus, in dem mit großer Wahrscheinlichkeit auch Relieftafeln von Arno Breker untergebracht wurden.

Hetzelt, 1903 in Liegnitz/Schlesien geboren, studierte nach 1921 an der Technischen Hochschule in Charlottenburg in Berlin und wurde 1926 als frisch gebackener Diplom-Ingenieur in Berlin preußischer Oberbaurat. Er war zuständig für Berlin-Mitte und arbeitete so später am Entwurf des nationalsozialistischen Regierungsviertels maßgeblich mit. Hermann Göring beauftragte den 32jährigen, seinen Landsitz *Karinhall* in der Schorfheide zu entwerfen, wo er seine private Kunstsammlung unterbrachte. Noch 1945 erhielt Hetzelt von Göring den Auftrag, die fränkische Burg Veldenstein umzubauen, „wohin sich der Dicke nach der Niederlage zurückziehen wollte", wie Hetzelt später berichtete.

Nach dem Krieg ging der 1942 zum Professor ernannte Stadtplaner nach Oberhausen, wo er bis 1953 als Technischer Beigeordneter die Aufräumarbeiten und die ersten Wiederaufbaumaßnahmen leitete. Warum er in Oberhausen nicht wiedergewählt wurde, ist nicht bekannt. 1953 wechselte der stets mit der Architektenfliege ausstaffierte Hetzelt jedenfalls nach Wuppertal, wo er bis zu seiner Pensionierung als Baudezernent tätig war. Der Wuppertaler Journalist Werner Freitag, der auch so manchen Rechtsstreit mit dem Professor vor Gericht austrug, charakterisiert Hetzelt als außerordentlich gebildeten, humorvollen Zeitgenossen, der passagenweise Tucholsky rezitieren konnte.

Während seiner Berliner Tätigkeit ist Hetzelt mit Arno Breker in Kontakt gekommen, spätestens bei der Gestaltung der Neuen Reichskanzlei, für die Breker 1938 zwei Skulpturen schuf. *Fackelträger* – eine Skulptur gleichen Namens wurde auch für das Wilhelm-Dörpfeld-Gymnasium vorgeschlagen – und *Schwertträger* nannte der Bildhauer seine monumentalen Kraftfiguren, die für ihn Symbole der Verteidigung sein sollten; Hitler hielt nicht viel von der Namensgebung und taufte sie kurzerhand in *Partei* und *Wehrmacht* um.

Die *Pallas Athene* ist weit weniger heroisch ausgefallen als Brekers Großbildnisse vor 1945. Eher bescheiden reckt sie ihre Lanze: Ein Sinnbild der Weisheit, eines griechisch geprägten Humanismus? Es kann hier weder um eine Bewertung des Werkes von Arno Breker noch desjenigen von Henry Moore gehen. Allein, ihr Zusammentreffen innerhalb kurzer Zeit, in einer Stadt, auf einem Hügel, knapp 250 Meter voneinander entfernt, verdeutlichte klarer als irgendwo sonst die Widersprüchlichkeit der Nachkriegszeit im Verhältnis zur Kunst, aber auch zur deutschen Geschichte.

Die treibende Kraft in beiden Fällen war zweifellos Friedrich

Hetzelt; wer seine Protektion Arno Brekers aus ihrer gemeinsamen Nazi-Vergangenheit erklären will, muß zugleich zugestehen, daß Hetzelt mit Henry Moore „die Entdeckung der ersten Kasseler documenta" von 1955 ins Tal holte. Faschistoide Architektur, wenn es so etwas überhaupt gibt, wird Hetzelt in Wuppertal keiner vorwerfen. Sicher, das, was uns heute in unseren Städten anödet, weite Betonplätze ohne Baumwuchs, monumentale, gesichtlose Hochbauten und Wohnsilos, sind auch sein Verdienst, doch prägen sie auch andere Städte. Und Hetzelt holte Arno Breker nicht nach Wuppertal, um etwa Bauten wie den Kölner Verwaltungspalast des Gerling-Konzerns zu entwerfen, mit dessen Gestaltung Breker in den fünfziger Jahren demonstrativ beauftragt worden war.

Hetzelt hat Breker wie jeden anderen Künstler gewürdigt, ohne politische Vorbehalte, aber auch ohne künstlerische. Damit machte er sich höchstens zu einem Vorläufer derer, die heute eine Neubewertung der Kunst Brekers fordern. Legt man die Wuppertaler *Pallas Athene* als Maßstab an, so sprachen damals die Kritiker der Plastik künstlerische Qualitäten weitgehend ab. Daran hat sich bis heute nichts geändert.

Der heutige Direktor des Wilhelm-Dörpfeld-Gymnasiums findet den Brekerguß auch nicht besonders schön. Er kann sich jedoch nicht daran erinnern, daß unter den Kollegen in den letzten zwei Jahrzehnten jemals eine Diskussion um die ästhetische oder politische Würdigung von Arno Brekers Werk aufgekommen wäre. Die „Athene" gehört zum Alltag; Schüler und Kollegen nehmen sie hin wie den kahlen Schulhof oder den schmucklosen Säulengang.

Und Henry Moores *Sitzende*? Mit Stolz verweisen Publikationen der Stadt auf das Kleinod. Sie gehört zum Stadtbild wie die Schwebebahn, erst recht seit sich herumgesprochen hat, welch gutes Schnäppchen – in Anbetracht der Wertsteigerung – Hetzelt für die Wuppertaler damals gemacht hat. Vergangenheitsbewältigung? Sie fand offenbar nicht statt.

Vandalismus von oben

Richard Serras *Tilted Arc* in New York

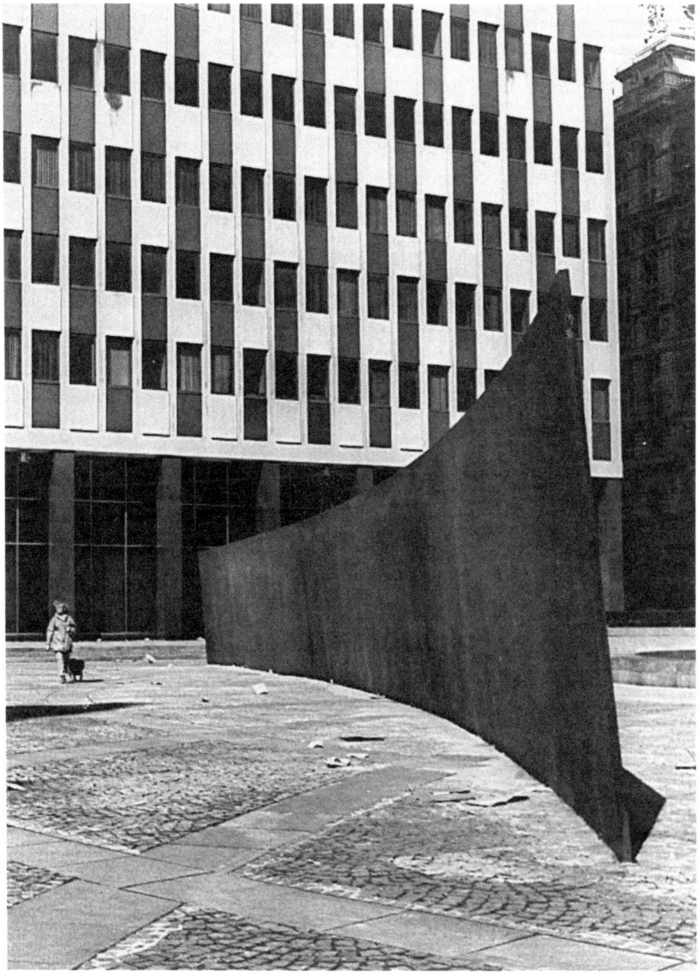

Richard Serra, *Tilted Arc*, 1981. Installiert auf der Federal Plaza, New York. (Im März 1989 entfernt.)

Der Fall *Tilted Arc*

Amerika hat es nicht besser, wenn es um die Konfrontation eines Kunstwerks mit den Bedingungen des sogenannten öffentlichen Raumes geht. Der Fall Serra, also der Versuch mehrerer New Yorker Richter, durch Stimmungsmache und Stimmenfang Serras Skulptur *Tilted Arc* von der Federal Plaza in Manhattan deportieren zu lassen, wo die eigens für diesen Platz konzipierte Skulptur 1981 installiert worden war, ist nur der neueste, wenn auch vielleicht der komplizierteste der Skandale, die in den letzten zwanzig Jahren durch öffentliche Skulpturen in den Vereinigten Staaten ausgelöst wurden. Der Widerstand gegen *Tilted Arc* ist nur ein weiteres Beispiel für jene Variante des Vandalismus, die sich als Vandalismus von oben bezeichnen ließe.

Gemeinhin kennzeichnet der Begriff Vandalismus ja anonyme Attacken und Zerstörungen durch Mitglieder einer sozialen Gruppe, die durch Erziehungsbedingungen vom Erlernen und Verstehen gewisser künstlerischer Darstellungsformen und Sprachkonventionen ausgeschlossen wurde und ihrer legitimen Wut über die gesellschaftlich verhängte Dummheit, den erzwungenen Mangel an Erfahrungsdifferenzierung und Identitätsbildung Ausdruck verleiht.

Im Fall *Tilted Arc* stoßen wir dagegen auf die Tradition von Vandalismus, die nicht der Ohnmacht, sondern der Herrschaft entspringt, in der bereits Nelson Rockefeller stand, als er 1936 das von ihm in Auftrag gegebene Wandgemälde Diego Riveras im RCA Building (New York) kurzerhand wieder übermalen ließ, weil es – unter Dutzenden anderer – auch ein Portrait Lenins zeigte, oder als er 1964 die Fassadeninstallation der *Thirteen Most Wanted Men* Andy Warhols vom New York State Pavillon der New Yorker Weltausstellung entfernen ließ.

Man könnte, um das Spektrum des Begriffs zu erweitern und die Komplexität der gegenwärtigen Probleme zu erhellen, auch von einer neuen Variante dieses Vandalismus der Herrschenden sprechen, angesichts der Versuche New Yorker Kunsthändler, die Werke der anonymen Graffiti-Künstler des Subway-Systems, die von der Bevölkerung tagtäglich als *die* Form des Vandalismus schlechthin erfahren werden, auf Leinwände und Galeriewände zu transferieren, um dem immer wieder erlahmenden Kunstbetrieb eine belebende Injektion aus gezähmter Gefahr und Ghetto-Kultur zu verabreichen. Das Problem des Vandalismus ist also nicht ohne eine Reflexion auf den in ihm latent oder manifest wirksamen Konflikt von Klasseninteressen denkbar.

Im Fall *Tilted Arc* wurde der Versuch gemacht, eine rechtmäßig vergebene und ausgeführte Auftragsarbeit der zuständigen Regierungskommission (des *Art in Architecture Program* der *General Services Administration*) durch ein illegitimes Plebiszit und einen illegalen Schauprozeß zu demontieren. Bereits drei Monate nach der Installation der 175000 Dollar teuren Skulptur hatte der Handelsrichter Edward D. Re, dessen Büro in einem an den Platz angrenzenden Gebäude liegt, mit Kollegen über tausend Stimmen gesammelt, um gegen die Präsenz von *Tilted Arc* zu protestieren und eine unverzügliche Entfernung zu fordern. 1987, sechs Jahre nach der Installation der Arbeit Serras, veranstaltete der zwischenzeitlich neu berufene Regionaldirektor der General Services Administration ein viertägiges Hearing, während dessen eine Art Untersuchungskommission rund 120 Experten und den Künstler selbst zu diesem Konflikt einvernahm. Der Verdacht, daß dieses Hearing nur ein Scheinmanöver war und der Beschluß der Kommission schon vorher feststand, wurde dadurch bestätigt, daß die Entfernung der Skulptur angeordnet wurde, obwohl sich mehr als zwei Drittel der befragten Experten für ihren Verbleib ausgesprochen hatten und Richard Serra selbst sich darauf berief, daß es sich um eine *site-specific-sculpture* handele, deren Ortsveränderung einer Zerstörung gleichkäme. Nur eine einstweilige Verfügung, die Serras Anwalt erwirkte, konnte die Regionalverwaltung der General Services Administration erst einmal davon abhalten, diesen Plan sofort in die Tat umzusetzten und damit nicht nur die vertraglichen Abmachungen, sondern auch die wachsende Schar der Befürworter von Serras Position zu ignorieren. Allerdings fände die Durchführung dieses Plans die Sympathien von rund 1500 Regierungsangestellten, vom Obersten Handelsrichter bis zur Sekretärin, die in dem angrenzenden Gebäude täglich arbeiten und auf deren Argumentation wir noch eingehen werden.

Zwischen Ablehnung und Vereinnahmung

Das Regierungsprogramm, dem sich die Auftragsarbeit Serras verdankt, wurde erst 1963 von der Kennedy-Regierung ins Leben gerufen und sieht vor – dem deutschen Kunst-am-Bau-Programm vergleichbar, doch bescheidener in den Aufwendungen –, daß 0,5 Prozent der totalen Bausumme eines öffentlichen Gebäudes für Kunstwerke zur Verfügung gestellt werden kann. Die Geschichte dieses Förderungsprogramms, das in knapp 25 Jahren über 200 Werke in Auftrag gegeben und dafür über sieben Millionen Dollar bereitgestellt hat, kennt eine Fülle von Attacken, mit denen sich zumeist akademisch gebildete, im öffentlichen Leben wirksame Politiker und Gesetzeshüter als Organisatoren eines plebiszitären Vandalismus profilierten.

So löste bereits 1966 ein Wandgemälde von Robert Motherwell im Federal Building in Boston einen solchen Skandal unter den Regierungsbeamten aus, daß das Art in Architecture Program für sechs Jahre völlig stillgelegt wurde. Gut zehn Jahre später wurde das Budget wiederum auf Betreiben eines Politikers vandalisiert, als Claes Oldenburg die *Bat Column* für Chicago entwarf, wo sie 1977 in einer relativ verkommenen Gegend installiert wurde, was den Senator William Proxmire dazu veranlaßte, der Verwaltung dieses Programms den „Golden Fleece Prize" für die skandalöseste Vergeudung von Steuergeldern zu verleihen. Daraufhin wurde der Prozentsatz dieses Programms von 0,5 auf 0,37 herabgesetzt.

Auch Alexander Calders *Stabile Skulptur*, die im Jahr 1969 in Grand Rapids (Michigan) als erstes Projekt sowohl aus privaten wie aus öffentlichen Mitteln errichtet wurde, war sofort das Ziel zahlreicher Attacken von öffentlichen Repräsentanten, unter denen sich auch der damalige Kongreß-Abgeordnete und spätere Präsident Gerald Ford hervortat. Vier Jahre später widerrief Ford allerdings öffentlich seine Kritik an Calders Skulptur anläßlich eines Kongreß-Hearings über Kunst und Öffentlichkeit und betonte, daß er seine Auffassung geändert habe, weil die Calder-Skulptur Interesse an der vernachlässigten Innenstadt von Grand Rapids ausgelöst habe und nachgerade zu einem Symbol der Hoffnung auf die Wiederbelebung der wirtschaftlich entmutigten

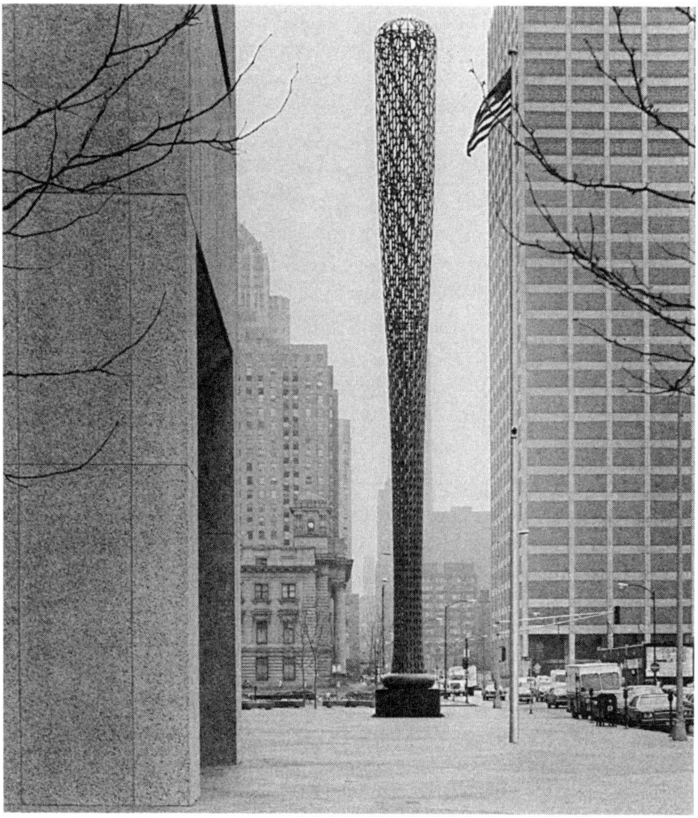

Claes Oldenburg, *Bat Column*, Chicago 1977.

Region gediehen sei. Was inzwischen fast eine Selbstverständlichkeit geworden ist, daß nämlich öffentliche Skulpturen unter ihren zahlreichen Funktionen auch die der Fremdenverkehrswerbung und der städtischen Imagepflege übernehmen können, wurde hier bereits vorweggenommen. Schließlich wurde die Calder-Skulptur sogar als Signet auf dem Briefpapier der Stadtverwaltung und auf den Straßenschildern von Grand Rapids verwendet, ein Schicksal, das zuvor schon einer einst heftig umstrittenen Skulptur Picassos in Chicago widerfahren war. Diese Erfahrung hielt die Bevölkerung von Grand Rapids aber nicht davon ab, zehn Jahre später einen neuen Skandal zu entfesseln, als Mark di Suveros Skulptur *Moto Viget* in der Stadt aufgestellt werden sollte.

Die Indienstnahme der öffentlichen Kunst für die Zwecke der Tourismuswerbung und der Imagepflege verrät in ihren affirmativen Halluzinationen, daß sie ebenso kunstfeindlich und kunstfremd ist wie die paranoiden Projektionen der Gegner öffentlicher Skulpturen. Sie könnte daher als eine weitere Variante des Vandalismus „von oben" betrachtet werden, die sich als opportunistischer und von utilitaristischem Krämerdenken kaschierter Kunsthaß verstehen läßt. Das erhellt der folgende Leserbrief aus der *St. Louis Post*. Ob es ihren Verfasser, Fred Kramer, wirklich gibt, oder es sich eher um eine Erfindung des Zeitungsverlegers, Joseph Pulitzers, handelt, läßt sich um so schwerer entscheiden, als Pulitzer einer der wichtigen Förderer der Arbeit Richard Serras ist und womöglich mit Leserbriefen dieser Art dem kunstfeindlichen Klima in seiner Stadt entgegenarbeiten wollte. Diese Kunstfeindlichkeit war dadurch angeheizt worden, daß mit einem typischen Domino-Effekt der Streit um *Tilted Arc* die Folge hatte, daß in St. Louis die 1982 aufgestellte Serra-Skulptur *Twain* ähnliche Beseitigungswünsche weckte.[1] Der Stadtverordnete Alderman Timothy J. Dee initiierte 1987 ein städtisches Referendum mit der Absicht, die Bevölkerung gegen die Serra-Skulptur aufzuwiegeln, die mit rund 330 000 Dollar vom *National Endowment for the Arts* sowie privaten Finanziers realisiert worden war. Der Leserbrief argumentiert nun gegen den Vorschlag, die Serra-Skulptur zu entfernen und den dadurch frei werdenden Platz als *shopping mall*, als Konsum-Meile, zu entwickeln: „Die Stadtverordneten von St. Louis sollten die Arbeit von Richard Serra als einen Bonus für das Stadtzentrum von St. Louis betrachten. (...) Ein Werk moderner Kunst in unserer Stadtmitte zeigt, daß wir urban und gut erzogene Kunstförderer sind; würden wir das Stück abschaffen, so stünden wir als engstirnige, rückwärts orientierte Traditionalisten da. Moderne Kunst gibt einer Stadt einen Charakter, der sie von dem Provinzialismus der ländlichen Kleinstädte absetzt. Chicagos Picasso macht die Stadt interessanter, internationaler. Wenn ich an

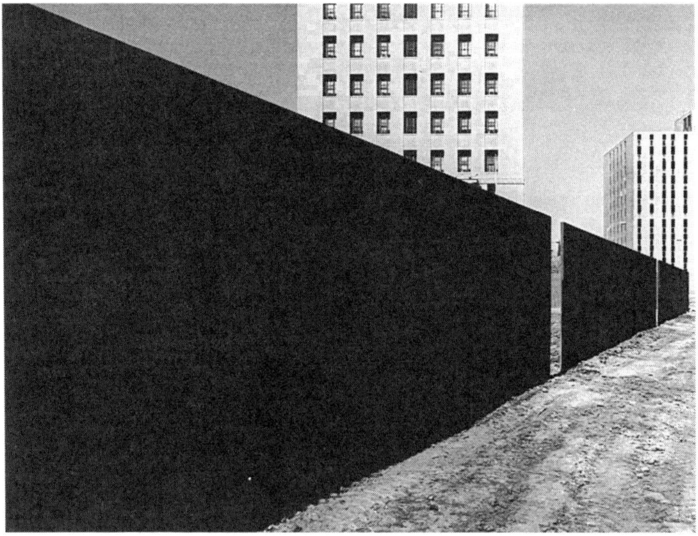

Richard Serra, *Twain*, 1974–1982. St. Louis, Missouri/USA.

dieser Skulptur in Chicagos Innenstadt vorbeilaufe, werde ich von der Schönheit dieser groben rostigen Form nicht gerade erschlagen. Aber ich bin stolz zu wissen, daß eine amerikanische Stadt dieses Werk eines modernen spanischen Künstlers in ihrer Mitte aufgenommen hat und daß dieses moderne Werk Teil des so frenetischen urbanen Lebens in dieser Stadt ist. Die Skulptur von Serra sollte in eben dieser Weise verstanden werden. Ihre Präsenz zeigt uns als vorwärts schauend, zeitgenössisch – im Geist den Bau des neuen *downtown*-Geschäftszentrums und die Renovierung des Bahnhofs unterstützend. So würde die Skulptur, gemeinsam mit der Konstruktion der neuen Gebäude, St. Louis den Ruf einer Stadt mit modernen Innovationen verleihen. Es würde unsere Stadt kosmopolitisch machen."[2]

So artikuliert sich das Wunschdenken der affirmativen Indienstnahme zeitgenössischer Skulpturen durch den sogenannten Mann auf der Straße – oder auch durch die Herrschenden, die diese Indienstnahme in einer ihre Verachtung kaum verbergenden

Jovialität für ihn formulieren: Entstellt durch alle Züge des autoritären Charakters, den die Kunst so subversiv freizusetzen versteht wie kaum ein anderes Phänomen der gesellschaftlichen Abweichung (mit Ausnahme der ethnischen), wird Kunst als eine Differenz zum Bestehenden naiv auf gerade jene Funktionen verpflichtet, denen sie entschieden zu widerstehen und gründlich zuwiderzuhandeln sucht. Der öffentlichen Skulptur wird die Rolle zugeschoben, die Bürger in den Augen imaginärer Kosmopoliten als fortschrittlicher und weltoffener erscheinen zu lassen, als diese sich eigentlich fühlen. Aber damit nicht genug: Die autoritäre Phantasie, die sich der Kunst bemächtigt, um sich mit ihrer Hilfe einer Über-Ich-Formation von Fortschrittlichkeit und Modernität anzubiedern, hat zugleich nichts Geringeres im Sinn, als diesen Mythos, den die Kunst immerhin zu produzieren versteht, gleich als positiven Werbe-Effekt und Hilfestellung für die geplante Ladenstadt und die Innenstadtsanierung auszuschlachten.

Nun könnte man meinen, das sei immerhin noch besser für die Kunst, als für jene Aufgabe eingespannt zu werden, die ihr in den letzten Jahren immer häufiger zugemutet wurde, nämlich die Lobbies der großen Verwaltungsgebäude als „öffentliche Erlebnisräume mit Skulpturen" zu gestalten, wofür Steuervergünstigungen gewährt werden. Der Bildhauer Scott Burton hat es geradezu meisterhaft verstanden, diesen neuen Skulpturentypus des schlechten Gewissens und der Kompromisse, der Augenwischerei und der zynischen Verachtung des Begriffs „öffentliche Erfahrung" den Großunternehmen und ihren Architekten anzudienen. Sein Verständnis von Öffentlichkeit reduziert den Erfahrungsspielraum des Individuums und des Kollektivs auf die Aktivität des bloßen Sitzens.

Paranoia und Ausgrenzung

Nach der Konfrontation mit den bigotten Stimmen eines wohlwollenden Vandalismus mag es geradezu als eine Erholung erscheinen, sich wieder den klassischen Gegen-Stimmen zuzuwenden, wie sie in der Debatte um *Tilted Arc* als autoritäre Vorurteile

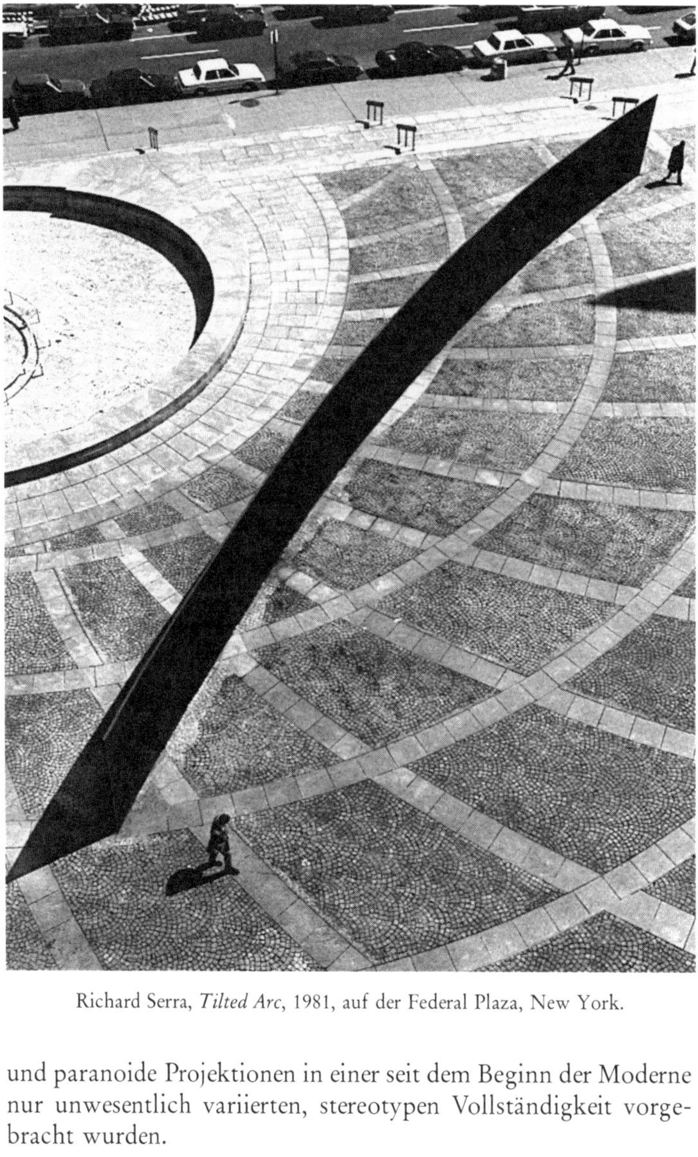

Richard Serra, *Tilted Arc*, 1981, auf der Federal Plaza, New York.

und paranoide Projektionen in einer seit dem Beginn der Moderne nur unwesentlich variierten, stereotypen Vollständigkeit vorgebracht wurden.

Der Katalog reicht von der Verknüpfung der Kunst mit Schmutz über die Assoziation mit Gefahr und Terrorismus bis zur Anspielung auf eine latente Verbindung der Skulptur mit dem Kommunismus. Der Skulptur Serras wurde während des Hearings in New York (wie auch in der Presse von St. Louis) vorgehalten, Graffiti und Vandalismus anzuziehen, Schutzwände für Drogenhändler sowie urinierende und defäkierende Vagabunden abzugeben und Müll und Ratten auf den Vorplatz des Amtgebäudes gebracht zu haben.

Eine Abgesandte der Abteilung für Sicherheit und Körperschutz der General Administration verstieg sich während des Hearings tatsächlich zu der an eine reale Zwangsvorstellung heranreichenden Phantasie, daß *Tilted Arc* als Schutzwand für bombenwerfende Terroristen brauchbar sei, die deren Projektile beschleunigen und als eine die Verheerungskraft intensivierende Basis dienen könne: „Diese Skulptur ist 120 Fuß (36 Meter) lang und 12 Fuß (3,6 Meter) hoch und hat einen Neigungswinkel in Richtung der beiden Regierungsgebäude auf der Federal Plaza. Die Krümmung der Skulptur ist jenen Geräten vergleichbar, die von Bombenexperten benutzt werden, um Explosivkräfte zu steuern. (...) Die Funktion solcher Geräte ist es, die Explosionen nach oben zu steuern. Dieses Element hier (gemeint ist *Tilted Arc*, B. B.) könnte eine solche Explosion sowohl in die Höhe steuern als auch in einem Winkel auf die beiden Regierungsgebäude streuen.“[3]

Eine weitere Zeugin lieferte dann das noch fehlende Glied in der Kette der paranoiden Projektionen, deren Wirkung auf das Publikum sie sicherlich genau kalkuliert hatte: „Federal Plaza sollte restauriert werden zu dem originalen, angenehmen Zustand einer öffentlichen Oase aus Licht, Luft und Raum, als Ort, der die Individuen angenehm begrüßt, wenn sie den Umkreis der Gebäude betreten, in denen die Hohe Regierung der Vereinigten Staaten ihren Sitz hat. Ich sollte erwähnen, daß viele Menschen, die hier nur selten hinkommen, das Einwanderungs- und Naturalisierungsbüro besuchen, um einen Antrag auf Erteilung der Staatsbürgerschaft zu stellen. Sie sind ängstlich bemüht, Bürger unserer großen Nation zu werden und ihre ursprüngliche und oft so unterdrückerische Heimat hinter sich zu lassen. Wenn sie jedoch dieses Gebäude betreten, aus dem sie mit neuer Hoffnung und einem Versprechen auf eine neue und gerechtere Zukunft für sich und ihre Familien herauszutreten hoffen, so werden sie durch *Tilted Arc* auf schmerzliche Weise an die eisernen Vorhänge erinnert, denen sie doch gerade entkommen sind."

Entsprechend gewalttätig fallen dann auch die Vorschläge zur Heilung des Übels aus; bloße Demontage schien zahlreichen Zeugen des Hearings nicht ausreichend zu sein. So schlug zum Beispiel ein gewisser Peter Hirsch, seines Zeichens Forschungsdirektor und beratender Anwalt des Verbandes der Anwälte für Einwanderungsfragen vor, „daß die Skulptur *Tilted Arc* in den Hudson River geworfen werden sollte, um dort den Fischen als Brutstätte zu dienen." Ein gewisser William Toby, Regionaldirektor der Abteilung für Gesundheits- und Sozialwesen, wollte das Problem gelöst wissen, indem „diese riesige rostige Wand, von der man uns glauben machen will, es handle sich um eine Skulptur, an jenen Ort zurückgebracht werde, von dem sie entsprang, den Schrotthaufen." Dem schloß sich ein gewisser Harry Watson mit dem Zusatz an, „dieses Stück rostigen Abfalls und Unsinns nicht nur auf den Schrotthaufen zu bringen, um wenigstens 50 Dollar von den 175 000 wiedergutzumachen," sondern auch all jene, die die Skulptur bewundern und verteidigen „schnellstens mit Bussen aufzusammeln und in die Psychiatrische Anstalt des Bellevue-Krankenhauses einzuliefern."

Es ist eine der typischen Paradoxien des Vandalismus, daß kein Stück alltäglicher Gebrauchsarchitektur im Reich der Notwendigkeit – wie etwa das angrenzende Verwaltungsgebäude, in dem diese betroffenen Bürger die Hälfte ihres Lebens verbringen – häßlich, inhuman und entfremdend genug sein kann, um je diesen vandalisierenden Zorn und die Aktivität des organisierten Protestes hervorzurufen, den Serras Skulptur aus dem vermeintlichen Reich der Freiheit der Kunst provoziert. Wo Unterdrückung, Ausbeutung und Entfremdung alltäglich praktiziert und als Normalität hingenommen werden, muß die bloße Erscheinung der Differenz, der Abweichung und des symbolischen Widerstandes mit jener Gewalt verfolgt werden, die man nur der Ausnahme zuteil werden lassen kann.

Um so blinder und gewalttätiger wird die Verfolgung und die in ihr wirksame paranoide Phantasie sein, je mehr das Kunstwerk daran erinnert, daß man sich mit der Regel abgefunden hat und sich ihr alltäglich neu unterwirft. Es käme keinem der Beteiligten auch nur in den Sinn, etwa zur Abschaffung bestimmter Werbeformen aufzurufen, die in besonderem Maße manipulativ und sexistisch sind oder gar für gesundheitsschädigende Produkte werben, jene Hunderte und Tausende von Bildern und Texten, aus denen sich das alltägliche Bewußtsein eines amerikanischen Konsumenten konstituiert. Noch weniger vorstellbar ist es, diese Vandalen im Amt gar zum organisierten Protest gegen die unvergleichliche Obszönität der New Yorker Stadtverwaltung mit ihren unendlichen Korruptions- und Betrugsskandalen in höchsten Ämtern bewegen zu können.

Aus der psychoanalytischen und soziologischen Diskussion des Vorurteils und des autoritären Charakters böte sich ein Modell an, das – mit allen nötigen Einschränkungen und Modifikationen – auf das Phänomen dieses Vandalismus übertragen werden könnte. Adorno und andere haben argumentiert, daß der Antisemitismus der zwanziger Jahre seine wesentliche Motivation aus der Verschiebung eines unbewußten anti-kapitalistischen Impulses bezog. Diese Verschiebung, die den ausgewählten Einzelnen für das Ganze verantwortlich zu machen suchte, gegen das man sich weder aufzulehnen noch zu organisieren vermochte, ist in der Tat auch im parallel strukturierten Phänomen des Vandalismus wirksam. Die Gewaltakte der Anpassung, die man tagtäglich neu verinnerlicht, werden freigesetzt in der Konfrontation mit jenem Phänomen ästhetischer Abweichung, das sich dieser Gewalt spielerisch entzieht oder intelligent widersetzt.

Dies wäre der geeignete Moment, sich mit einer relativ plausiblen Erklärung aus der Affäre zu ziehen, mit einer Argumentation, die den Künstler in sein Recht setzt und den Kritiker mit einer mehr oder minder intelligenten Analyse des Vandalismus-Problems aus seiner Pflicht entläßt. Doch die Situation ist wesentlich komplexer, zumal wir bislang ausschließlich den Vandalismus und seine Argumentation betrachtet haben, nicht aber das Objekt, das ihm ausgesetzt ist, und dessen Argumentation.

Ästhetik der Verweigerung

Serras Skulptur steht am Ende jener heroischen Tradition, die wir gemeinhin als die Periode der Moderne bezeichnen. Obwohl wir hier nicht die alte und unbeantwortete Frage abhandeln wollen, was mit dem Ende dieser Tradition eigentlich historisch und typologisch gemeint ist, so können wir doch sagen, daß es *ein* wesentlicher Zug der Moderne war – zumindest so, wie sie von Greenberg und Adorno bis in die späten sechziger Jahre definiert und propagiert wurde – sich hermetisch von der Welt des Konsums und des Gebrauchs, von der Welt der Funktion und der einfachen Kommunikation auszuschließen, um in manifester Opposition gegen die zunehmende Zerstörung des Individuums und dessen Desublimierung durch die Phänomene der Massenkultur auszuhalten. Abbildungsverbot, Wahrnehmungsentzug, Sinnverweigerung waren Schlüsselbegriffe dieser Definition der Moderne als einer Aristokratisierung der Vision im Zeitalter ihrer Vermarktung, Vermassung und Verkitschung.

Serras Skulpturen machen keinen Hehl aus ihrer Lust an der Herausforderung. Sie definieren sich gerade als manifeste Gegengewalt gegen die unsichtbare Gewalt der Anpassung im tagtäglichen unbewußten Verhalten wie auch in der Architektur. So hat Serra bereits im Planungsstadium von *Tilted Arc* ausdrücklich formuliert, daß er mit dieser Skulptur „die dekorative Funktion des Platzes stören, wenn nicht sogar verändern und die Menschen aktiv in die kontextuelle Erfahrung der Skulptur verwickeln wollte." Weiterhin sagte er voraus, daß „die Installation der Skulptur die Raumerfahrung des Platzes ingesamt verändern wird. Nachdem die Skulptur installiert ist, wird dieser Raum primär als eine Funktion der Skulptur verstanden werden."[4]

Dieser Absolutheitsanspruch auf direkte und unvermittelte ästhetische Präsenz und unbedingte Erfahrung dieser Präsenz ist das essentielle historische Dilemma der modernen Konzeption des Kunstwerks. Praktisch schon zu Beginn der Moderne wurde eine Opposition innerhalb ihres eigenen Systems provoziert und auch hier ist der terminologische Streit, ob es sich dabei bereits um den Beginn der Postmoderne handelte oder um eine oppositionelle, aber interne, immanente Position der Moderne, nicht von Bedeutung. Wichtig ist, daß in dieser Opposition die unauflösliche Dialektik von Hochkultur und Massenkultur als konstituierendes Element der Moderne verstanden wurde. Diese Haltung, die sich bereits im Dadaismus sowie im Übergang vom Konstruktivismus zum Produktivismus gegen die hermetische Position der Moderne artikulierte (insbesondere gegen die neuentdeckten ungegenständlichen Darstellungsformen der Malerei und Skulptur), war nicht nur an der Dialektik von Hoch- und Massenkultur interessiert, sondern auch an ihrer Aufhebung in einer zunehmend präziseren Reflexion des spezifischen Rezeptionsprozesses und der jeweiligen Rezipientengruppen der Kunstpraxis.

Serra, wie fast alle amerikanischen Künstler seiner Generation, die sich an der Grenze der Moderne befinden, arbeitet noch einmal alle jene Konflikte durch und führt sie in eine für die liberale Periode der sechziger Jahre typische ästhetische Radikalität. Es macht gerade die Dichotomie der Kunst dieser Generation aus, daß sie diese offensichtlichen Widersprüche, wie es scheint, völlig unaufgelöst nebeneinander bestehen läßt, wie Serra es in folgender Argumentation exemplarisch vorführt: „Humanistische Werte kümmern mich auf dieser Ebene nicht. (...) Das Interessanteste an abstrakter Kunst ist, daß die Arbeit frei bleibt und keiner ideologischen Voraussetzung dient, wenn man diese elementare Haltung annimmt und auf dieser Form von Erfahrung besteht. (...) Neuerdings gibt es einen regelrechten Trend, abstrakte Kunst als gesellschaftlich nicht relevant abzuwerten, und wir sehen uns mit der Rückkehr zu einem reaktionären Wertsystem der dreißiger Jahre konfrontiert, das sich in verschiedenen Aufmachungen präsentiert: Unterhaltung als Kunst, politische Diskussion als Kunst, Kapitalismus als marxistische Kunst, Dokumentation als Kunst, die Medien als Kunst – in der Tat eine Art von renoviertem sozialen Realismus oder eine Definition von Kunst, die alles andere als das als Kunst definiert, was ich für essentiell für die Kunst halte. Ich habe es nie akzeptiert und ich akzeptiere es ebensowenig zum jetzigen Zeitpunkt, daß Kunst irgendeine Rechtfertigung außerhalb ihrer selbst benötigt."[5]

Die Brisanz dieses Rückzugsgefechtes eines modernen Aristokraten wird aus der Distanz der zehn Jahre, die seit dieser Aussage vergangen sind, noch deutlicher erkennbar. Aber sie erhellt auch die innere Widersprüchlichkeit in der Haltung Serras und den Intentionen seiner Skulptur. Denn in eben dem Maße, wie er sich auf die aristokratische Dimension der bürgerlichen Moderne zurückzuziehen versucht, hat er zugleich auch immer auf die kollektive, produktionsästhetische, geradezu proletarische Dimension seines Werks verwiesen – nicht zufällig war er eben auch der Schüler des in Amerika zur Serie verurteilten ehemaligen Bauhaus-Meisters Josef Albers: indem er nicht nur die spezifische Materialität und den Prozeß der Herstellung, sondern auch den Prozeß der Wahrnehmung selbst aus der Kenntnis phänomenologischen Denkens in die Konzeption der Skulptur programmatisch einbezieht. Es sind eben nicht allein der immer wieder beanstandete Rost und das industrielle Erscheinungsbild von Serras Skulpturen, die den Betrachter provokativ an die Dimension von Produktion und Arbeit erinnern und das gerade unter nordamerikanischen Unternehmern besonders beliebte Gerede von der post-industriellen Gesellschaft fragwürdig werden lassen. Vor allem ist es konstitutiv für Serras Werk, daß Erfahrung und Vision ihre falsche Unmittelbarkeit abgesprochen wird und sie als Arbeitsprozeß begreifbar werden, der Bereitwilligkeit, Verwicklung, Öffnung für das partikulare und minuziöse Detail der Erfahrung verlangt. Gerade diese Differenzierung der Erfahrung ist es, die im sogenannten öffentlichen Raum systematisch zerstört wird, also in dem Raum, in dem Erfahrung kollektiv strukturiert wird als Ordnung von Zeit, von Handlungs- und Produktionsabläufen, also vom Arbeitsplatz bis zum Fernsehsessel, die mit dem Verkehr und der Werbung den eigentlichen öffentlichen Raum darstellen. Der Einbruch der Differenzierungsgrade, die Serras Skulpturen verlangen, in diese bloßen Raumreste von Öffentlichkeit setzt den Widerspruch frei und provoziert die Verfolgung und Zerstörung eines ansonsten unzugänglichen Erfahrungsmodells.

Es zeichnet Serras Arbeiten als moderne aus, diesen Widerspruch und seine Unversöhnlichkeit offenzuhalten, aber es markiert auch die Grenzen der Moderne, starr an diesem Widerspruch festzuhalten, statt an seiner Überwindung zu arbeiten. Diese Starrheit hat Serras Arbeit inzwischen ja auch in eine gefährliche Nähe zu gerade jenen öffentlichen Markenzeichen gebracht, gegen die er ursprünglich ausgezogen war, als er die Möglichkeit monumentaler Skulptur gründlich verneinte. Die Generation der Postmoderne hat es eilig, diesen Gegensatz abzubauen, ihre bevorzugten Scheinlösungen sind solche einer *populistischen Ikonographie*: Natur-Simulacrum und Schein-Utilitarismus, Versuche, dem Zorn der Rezipienten über ihre Entfremdung Beruhigungsmittel zu verabreichen. Keine Granit-Couch und kein Kirschenständer kann jedoch diesen Gegensatz als gegenwärtig unlösbaren leugnen: Die falsche Anpassung als Tribut an die Desublimierung ist nur deren vollständige Affirmation. Es ist denn wohl auch kein Zufall, daß Künstler der sogenannten Postmoderne wie Eric Fischl in New York und, wenn ich recht unterrichtet bin, Ludger Gerdes hierzulande, sich für die Entfernung von *Tilted Arc* von der Federal Plaza aussprechen. Es sind andere Werke der gegenwärtigen Generation, welche die idealistische Starrheit von Serras Position überwinden können, indem sie es sich zur Aufgabe machen, Öffentlichkeit und öffentlichen Raum wortwörtlich und konkret zu analysieren: von den Arbeiten Hans Haackes und Dan Grahams bis hin zu dem Kalifornier Fred Lonidier, der die Auswirkungen der kulturellen Streichungen des Reagan-Budgets auf lokale Bibliotheken als Fotodokumentationen in eben diesen Bibliotheken ausstellt. Oder die Arbeit von Connie Hatch, die den Vandalismus der Stadtverwaltung von San Francisco systematisch dokumentierte, als diese in Zusammenarbeit mit Spekulanten ganze Wohnviertel von mittellosen und pauperisierten hispanischen Arbeitern verkommen ließ und anschließend abriß, um Raum für eine große Ladenstadt zu schaffen. Diese Arbeit dann in den Räumen der Stadtverwaltung selbst auszustellen, stellt ohne Zweifel einen geglückten Versuch dar, die Definition des öffentlichen Raumes zu konkretisieren und zugleich den problematisch und abstrakt gewordenen Begriff der „site specificity“ erneut mit Präzision zu füllen. Es ist die wohl kultivierteste Form des „Vandalismus von oben“, diese Entwicklungen künstlerischer Praxis aus dem diskursiven wie dem institutionellen Reflexionsbereich „Gegenwartskunst“ auszuklammern, weil sie die Kriterien der traditionellen Kategorie „Skulptur" nicht erfüllen. Sie genügen diesen Kriterien gerade deshalb nicht, weil sie die Unmöglichkeit des Unterfangens, „öffentliche Skulptur" zu konzipieren, konkret anschaulich machen und damit diese historisch bankrotte Kategorie demonstrativ verabschieden.

Anmerkungen

1 Der Skandal um Richard Serras Skulptur *Twain* in St. Louis wird typischerweise in einem anonymen Artikel des *Wall Street Journal* (22. August 1985) mit dem Titel dokumentiert „Let Elitists have Serra's Eyesore" (Laß doch die Elitären mit Serras Augengeschwür leben): „The so-called ‚sculpture' is an outrage. Whether it is a monstrous put-on (like the chimpanzee J. Fred Muggs, whose fingerpaintings sold for small fortunes), or in the eyes of a few effete elitist art patrons a great work of art, or even if it *is* a great work, is almost immaterial. It has failed. It is a mistake. It must go." Hier wird in kondensierter Form wieder einmal die Sprachregelung des Vorurteils und der kleinbürgerlichen Ideologie vorgeführt, nicht jedoch in der uns noch so vertrauten Variante des nationalsozialistischen Kunsthasses, sondern vielmehr in der Variante der Sprachregelung des demokratisch fortschrittlichen Spätkapitalismus.

2 Der Brief dieses gewissen Fred Kramer aus Creve Coeur wurde in der *St. Louis Post Dispatch* vom 21. September 1985 veröffentlicht mit dem Titel „Give Serra A Chance".

3 Alle Zitate der im *Tilted Arc*-Hearing aufgetretenen Gegner der Skulptur Serras wurden aus dem Transkript der General Services Administration entnommen. Ich möchte Clara Weyergraf-Serra dafür danken, mir diese und andere Dokumente für die Vorbereitung meines Textes zur Verfügung gestellt zu haben. Inzwischen liegen zahlreiche Dokumente dieser Auseinandersetzung in Buchform gesammelt vor: Richard Serra's *Tilted Arc*. Hrsg. von Clara Weyergraf-Serra und Martha Buskirk. Eindhoven (van Abbemuseum) 1988.

4 Richard Serra in einem Interview mit Douglas Crimp, in: *Richard Serra: Interviews, etc. 1970–1980*, herausgegeben von Clara Weyergraf-Serra, The Hudson River Museum, Yonkers, New York, 1980, S. 168.

5 Richard Serra im Interview mit Liza Bear, ebd., S. 63

Jean-Christophe Ammann

Kunst im öffentlichen Raum

Thesen zu ihrer Brauchbarkeit

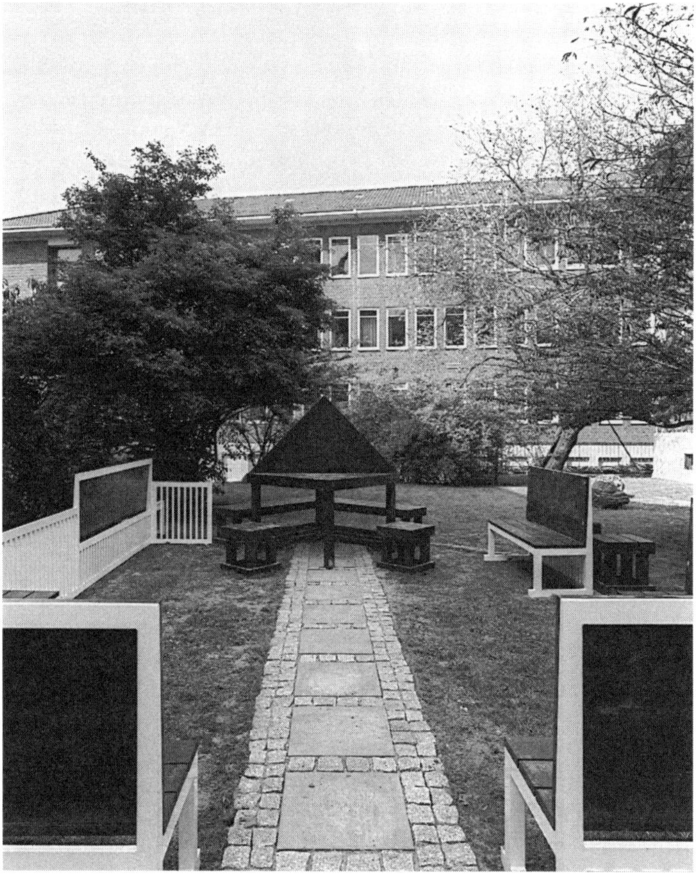

Siah Armajani, *Studiengarten*, Münster 1987.

Eine Reihe von Kunstwerken, die 1987 für die Ausstellung *Skulptur Projekte in Münster* realisiert worden sind, zeigen, daß wir nicht länger nur über die Problematik von Kunst im öffentlichen Raum zu reden brauchen, denn vorbildliche Lösungen sind sichtbar, ja, greifbar. Über die Kritik an der herkömmlichen Praxis, Kunstwerke im öffentlichen Raum aufzustellen, läßt sich sicher schnell Einverständnis erzielen. Ich möchte aber an einigen Beispielen erläutern, worin ich bereits Lösungen dieses Dauerkonflikts erblicke, die von Künstlern erarbeitet worden sind.

Es sind vor allem drei Beispiele, auf die ich eingehen möchte. Ihnen ist gemeinsam, daß sich in den Werken auch eine neue Haltung der Künstler erkennen läßt, eine Haltung, die nicht von einem trotzigen Beharren auf herkömmlichen Vorstellungen von Autonomie zeugt, sondern von einer neuen Offenheit im Umgang mit dem öffentlichen Raum, der ja auch ganz andere Anforderungen an ein Kunstwerk stellt als das Museum oder eine Galerieausstellung.[1] Es sind Werke, die als durchdachte Kunstwerke deswegen überzeugen, weil sie sich nicht aufdrängen und den Betrachter in die Hab-Acht-Stellung der Bewunderung zwingen. Sie fügen der Stadt etwas zu, das gebraucht werden kann und auch benötigt wird.

Lothar Baumgarten hat mit seinem Vorschlag, in den Käfigen der Wiedertäufer am Turm der Lambertikirche Glühlampen anzubringen, die sich im Wind bewegen und nachts aufleuchten und erlöschen, einer lokalen Geschichte einen neuen Anlaß gestiftet, wieder erinnert und wieder erzählbar zu werden. Mit einem scheinbar einfachen Kunstgriff – der sich allerdings auf dem Hintergrund seines Œuvres völlig einleuchtend und stringent ausnimmt, daher auch sehr komplexe Züge hat[2] – trägt er dazu bei, daß der Stadtraum erzählerisch aufgeladen werden kann und anders erlebbar wird, denn nur als Fassade alltäglicher Verrichtungen. Mit einem völlig anders gearteten Beitrag leisten Peter Fischli und David Weiss das gleiche: Ihr Modell eines Verwaltungsgebäudes im Stile der Nachkriegsarchitekur stiftet auf dem Bahnhofsvorplatz einen erzählerischen Anlaß, diesen Platz zu erfassen und zu verstehen. Mit einem Modell, also mit einem ebenfalls vergleichsweise kleinen Eingriff, wird die Scheußlich-

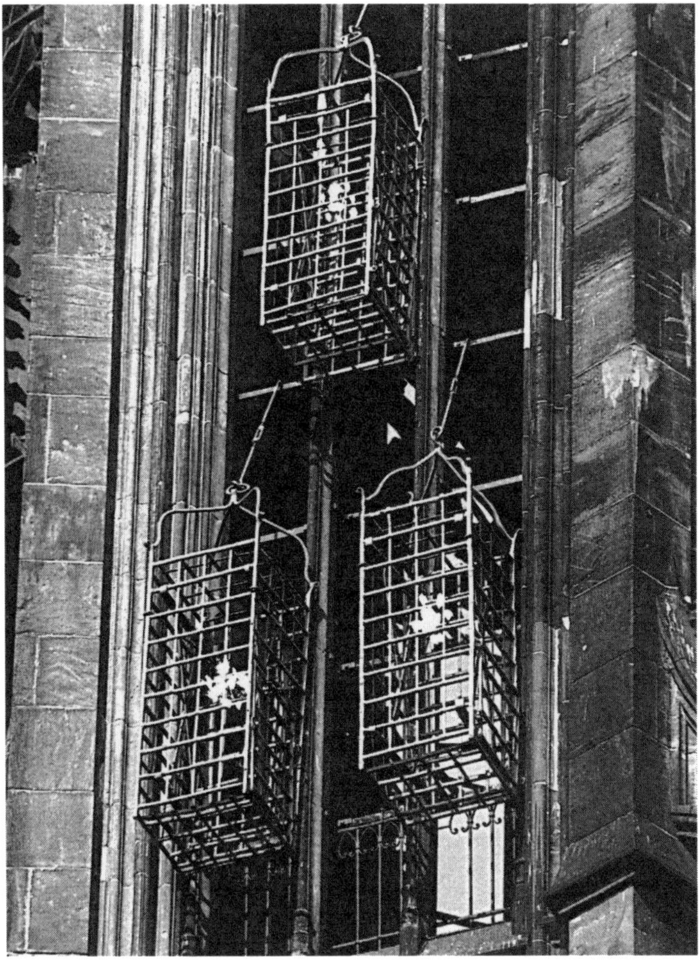

Lothar Baumgarten, *Drei Irrlichter*, Münster 1987 (übermalte Postkarte).

keit dieses Platzes und seine Herkunft aus einer stadtplanerischen Fehlentscheidung des Wiederaufbaus schlagartig markiert. Das ironische Zitat durchbricht den Ernst der Lage. Wie bei Lothar

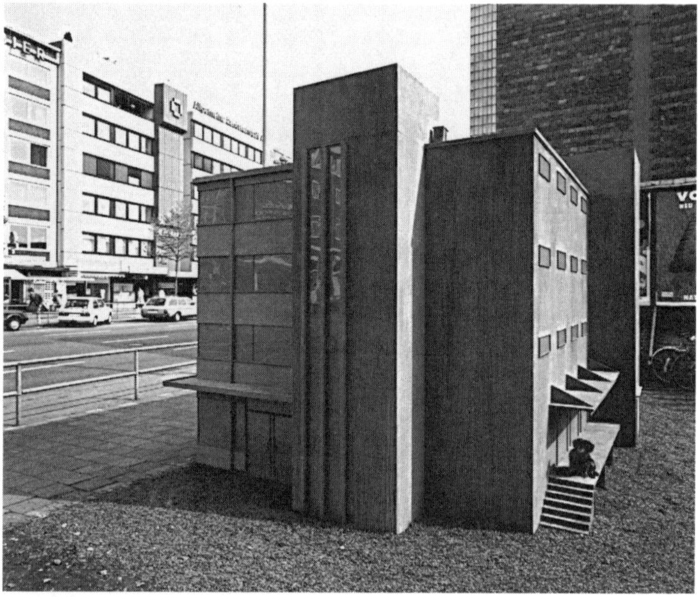

Peter Fischli/David Weiss, *Haus*, Münster 1987.

Baumgarten ist auch in diesem Fall das Werk auf der Folie der Werke zu betrachten, die Fischli/Weiss bisher erstellt haben.[3] Es fügt sich in ihre Strategie einer geradezu charismatischen Ironie, setzt Miniaturisierungen und Parodien fort, wie bei Baumgarten das ungebrochene Interesse bemerkbar bleibt, den Opfern verschiedener Konflikte zwischen und innerhalb der Kulturen ein Denkmal zu setzen. Aber man muß das nicht wissen, um diese konkreten Arbeiten an ihrem jeweiligen konkreten Ort unmittelbar zu verstehen und als Erzählanlaß nutzen zu können. Die Argumentation ließe sich fortführen mit der *Kirschensäule* von Thomas Schütte, mit dem *Mann mit grünem Hemd und weißer Hose*, den Stephan Balkenhol an einer Wand in der Fußgängerzone plaziert hat, und anderen mehr.

Dagegen haben Scott Burton und Siah Armajani in Münster Arbeiten realisiert, die auf eine andere, sehr viel handgreiflichere

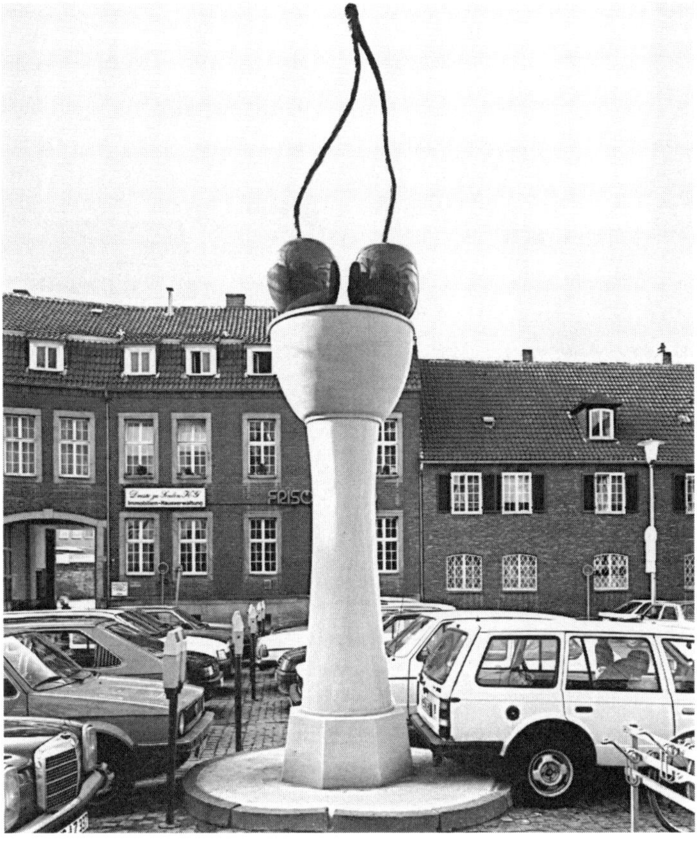

Thomas Schütte, *Kirschensäule*, Münster 1987.

Weise gebraucht und benutzt werden können: ein *Paar Parkbänke* und einen *Studiengarten*. Auch für sie sind diese Projekte logische Weiterführungen ihrer bisherigen Arbeit: Armajani setzt sich seit langem mit der Gestaltung von Innen- und Außenräumen auseinander, die für Zwecke des Studierens, der Kommunikation oder vergleichbare Anlässe geeigneter sein können als die normalen, standardisierten Anlagen.[4] Und Scott Burton kann geradezu als

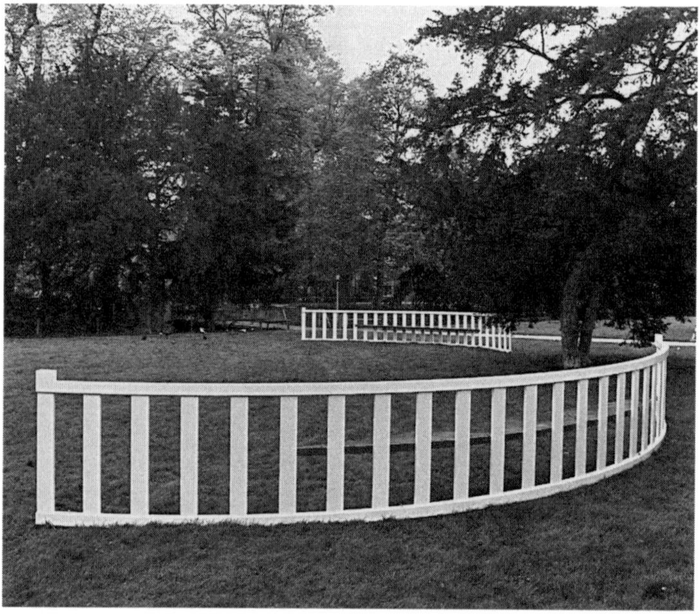

Scott Burton, *Ein Paar Parkbänke*, Münster 1987.

der Idealfall für meine These herhalten, daß Kunst im öffentlichen Raum dann am wirksamsten ist, wenn sie gleichzeitig künstlerisch gut gelöst ist und nicht als Kunst auftritt, sondern sich unterhalb dieser Wahrnehmungsschwelle ansiedelt.[5] Kunst im öffentlichen Raum muß als solche machtvoll präsent sein, aber auch „verschwinden" können – Scott Burtons *Parkbänke* machen das so klar, daß ich gar nicht mehr viel dazu zu sagen brauche. Ich bin darüber nicht unglücklich, denn ich sehe mich nicht nur als Kritiker der Künstler, sondern auch und vor allem als Nutznießer. Ich vertraue darauf, daß die Künstler diese Probleme hervorragend lösen können und werden, die zu formulieren und bewußt zu machen unsere Aufgabe war und bleibt.

[1] Vgl. Jean-Christophe Ammann: Plädoyer für eine neue Kunst im öffentlichen Raum. In: Parkett No. 2/1984, S. 6–35.

[2] Lothar Baumgarten, *T'E-NE-T'E,* Eine mythologische Vorführung (zusammen mit M. Oppitz, Düsseldorf (Konrad Fischer) 1974; *Die Namen der Bäume,* Eindhoven (Stedelijk van Abbemuseum) 1982; *Land of the Spotted Eagle,* Mönchengladbach (Städtisches Museum) 1983; Katalog Pavillon BRD, Biennale von Venedig 1984; *Imago Mundi, Vom Aroma der Namen.* In: Parkett, No. 6, 1985, S. 93 ff.; *Makunaíma*, Marian Goodman Gallery, New York City 1987; Textbeitrag in Katalog *Carnegie International*, Pittsburgh 1988 (betrifft Dauerinstallation im Museum).

[3] Fischli/Weiss: Plötzlich diese Übersicht. Zürich (Edition Stähli) 1982; Fischli/Weiss: Stiller Nachmittag. Katalog Kunsthalle Basel/Groninger Museum. 2 Bde., 1985; Parkett No. 17/1988 (Collaboration Fischli/Weiss).

[4] Siah Armajani. Katalog The Hudson River Museum New York 1981; Katalog Institute of Contemporary Art, University of Pennsylvania, 1985; Katalog Kunsthalle Basel und Stedelijkmuseum Amsterdam, 1987.

[5] Scott Burton, *Chairs.* Katalog The Fort Worth Art Museum, Fort Worth, Texas 1983; Katalog The Baltimore Museum of Art, Baltimore 1987.

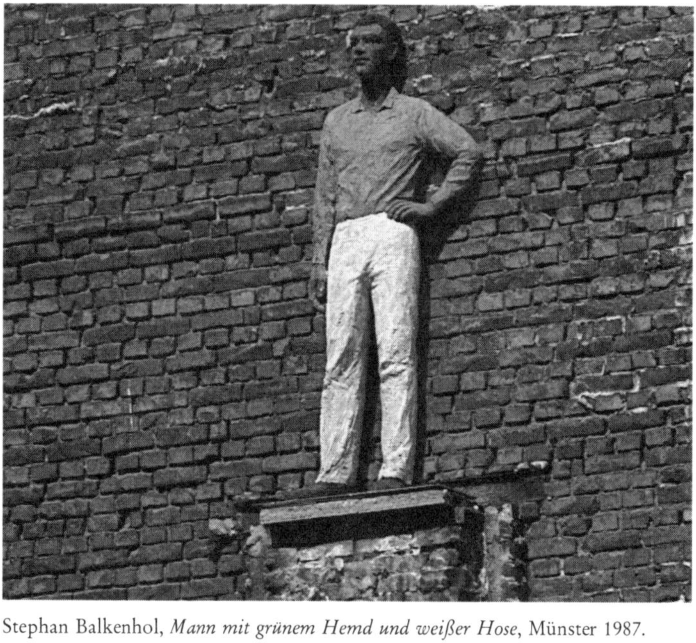

Stephan Balkenhol, *Mann mit grünem Hemd und weißer Hose*, Münster 1987.

Klaus Bußmann

Zwei Skulpturen-Ausstellungen in Münster

Eine Bilanz

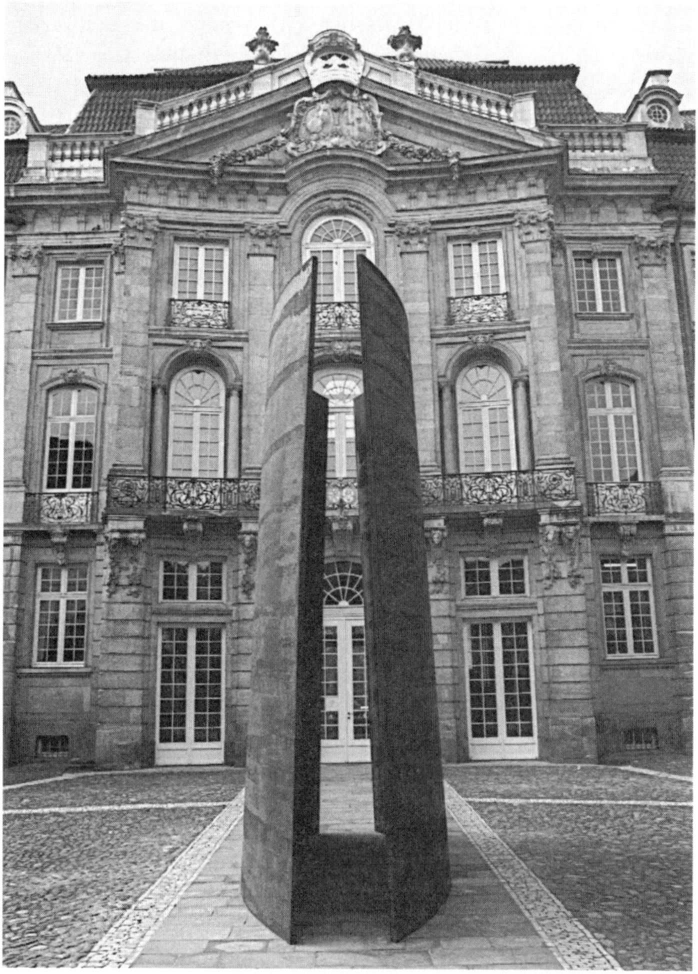

Richard Serra, *Trunk, J. Conrad Schlaun recomposed*, Münster 1987.

Nachholbedarf

Die „Provinzialhauptstadt" Münster ist nie ein Zentrum der künstlerischen Innovation gewesen. Weder die Münsteraner Fürstbischöfe im alten Deutschen Reich noch die preußische Regierung des 19. Jahrhunderts haben übermäßig viel für die Entwicklung getan, auch dem 1832 gegründeten Westfälischen Kunstverein ging es eher um traditionelle Werte als darum, „Neuland zu entdecken". Das Landesmuseum der Provinz Westfalen hat in Münster vor 1933 keine bedeutende Sammlung moderner Kunst zusammengebracht, so daß es auch unter der Aktion „Entartete Kunst" kaum zu leiden hatte.

Erst nach dem Zweiten Weltkrieg bemühten sich einerseits das Landesmuseum um den Aufbau einer modernen Sammlung (mit, wie in den fünfziger Jahren in der Bundesrepublik üblich, dem Schwerpunkt auf dem schon 50 Jahre alten Expressionismus) und der Westfälische Kunstverein andererseits um die Vermittlung der Kunst der Gegenwart –, höchst verdienstvoll und auf hohem Niveau, aber mit um so geringerer Resonanz in der Münsteraner Bevölkerung, je mehr er sich in die Gegenwart wagte.

Wie wenig die Lektionen des Kunstvereins aufgenommen und verstanden wurden, macht das Beispiel der Westfälischen Wilhelms-Universität deutlich, die sich in Münster in der Nachkriegszeit zu einer der größten deutschen Hochschulen entwickelte. Nicht nur, daß die Pläne zum Wiederaufbau der Universität den Geist der dreißiger Jahre atmeten, auch die eigentliche Kunstpolitik der Universität war reaktionär-kleinbürgerlich. Noch 1969 ließ man den Erwerb einer Skulptur von Henry Moore nicht zu und 1975 wurde eine Arbeit von Norbert Kricke vom Universitätsgelände entfernt.

Abneigung oder Unverständnis gegenüber moderner Kunst verdichteten sich 1975 in der Diskussion um die Erwerbung einer Skulptur von George Rickey: Von der Kunstkommission der Stadt eher als freundlich-unproblematischer Einstieg in die Gegenwartskunst empfohlen, zeigte die öffentliche Empörung auf den Ankaufsvorschlag (die Skulptur wurde schließlich von der Westdeutschen Landesbank unter ihrem Präsidenten Ludwig Poullain der Stadt zum Geschenk gemacht), daß in Münster ein erheblicher Nachholbedarf an Informationen zum Thema „Moderne Skulptur“ und „Kunst im öffentlichen Raum“ bestand.

Ausstellung Skulptur 77

Das Landesmuseum entwarf daraufhin den Plan einer umfassenden Ausstellung, in der die Entwicklung der modernen Skulptur seit Rodin, über Laurens und Picasso, Brancusi und Gonzalez bis in die Nachkriegszeit anhand von signifikanten Beispielen vorgestellt werden sollte, wobei der historische Überblick durch eine Freiluftausstellung im Schloßgarten um aktuellere Beispiele, unter der Hilfsbezeichnung „autonome Skulptur“, ergänzt werden sollte. Als Mitarbeiter an dem Projekt konnte der eben nach langjährigem Amerika-Aufenthalt aus New York zurückkehrende Kasper König gewonnen werden, der als seinen Beitrag vorschlug, eine begrenzte Auswahl von Avantgarde-Künstlern zu Planungen für konkrete Orte nach Münster einzuladen. Dieser sogenannte „Projektbereich“ mit den amerikanischen Künstlern Donald Judd, Claes Oldenburg, Bruce Nauman und Richard Serra ging über den Rahmen einer reinen Museumsausstellung hinaus; er erforderte einen speziellen finanziellen und organisatorischen Rahmen. Es wurde mit der Stadt Münster ein Vertrag abgeschlossen, nach dem sich die Stadt zu einem finanziellen Beitrag von einem Drittel (150.000 DM) der angenommenen Kosten verpflichtete, die übrigen zwei Drittel trugen das Land Nordrhein-Westfalen und der Landschaftsverband Westfalen-Lippe. Die künstlerische Verantwortung für die Auswahl der Künstler und die Realisierung der Projekte wurden der Ausstellungsleitung (Bußmann und König) eingeräumt, aber die Stadt verpflichtete sich, für die technischen, organisatorischen und rechtlichen Fragen Hilfestellung zu leisten, soweit es ging.

Es war nicht verwunderlich, daß sich im Rat der Stadt Unmut regte, als klar wurde, welche Art von Kunst sich hinter den (wohl den meisten Ratsmitgliedern weitgehend unbekannten) Namen verbarg; es war auch normal oder zumindest zu erwarten gewesen, daß die für Genehmigungen zuständigen Beamten der verschiedenen städtischen Ämter mauerten, wo es nur ging – in einzelnen Fällen konnte nur ein Anruf des Landesdirektors (Landschaftsverband Westfalen-Lippe) beim Oberstadtdirektor einen Fortgang des Genehmigungsverfahren bewirken.

Trotzdem wurden, alles in allem, die Spielregeln eingehalten und die alleinige künstlerische Verantwortung der „Ausstellungsmacher" respektiert. Die Ausstellung wurde, allen Erwartungen zum Trotz, ein großer Erfolg, nicht nur in der internationalen und bundesdeutschen Kritik, sondern auch beim Münsteraner Publikum, das sich anfänglich überwiegend negativ, aber im Verlauf der Ausstellung, vielleicht animiert durch sehr intensive kunstpädagogische Hilfestellungen, auch positiv zu den ungewohnten Arbeiten geäußert hat.

Der Lernprozeß, der durch diese Ausstellung in Gang gesetzt worden war, führte nicht nur zum Ankauf der Arbeiten von Oldenburg und Judd durch die Stadt Münster (während die Universität sich nicht in der Lage sah, den Verbleib der Arbeit von Rückriem auf ihrem Gelände zu akzeptieren und die damalige Leitung des Landesmuseums das Geschenkangebot für die Arbeit von Beuys zurückwies), sondern ermutigte die Veranstalter auch, über eine Fortsetzung des „Projektbereichs" nachzudenken.

Kunst und Stadt

Auf die Herausforderung der damals von Kasper König formulierten Fragestellung nach einer situationsspezifischen Skulptur waren die eingeladenen Künstler in unterschiedlichem Maße eingegangen. Während einige sich in die unverbindlichere Parklandschaft des Aasees zurückzogen, kamen von den beiden deutschen Teilnehmern entschiedene, aber gegensätzliche Stellungnahmen: einerseits bei Rückriem der Versuch eines Dialogs von vorhandener Architektur und sich darauf beziehender Skulptur, andererseits bei Joseph Beuys eine grundsätzliche Skepsis gegenüber der Möglichkeit und dem Sinn von „Kunst im öffentlichen Raum" (‚ästhetische Umweltverschmutzung').

Die Stadt Münster bietet städtebaulich sehr gute Voraussetzungen für eine Untersuchung der Möglichkeiten, moderne Kunst in städtische Situationen zu integrieren: Sie besitzt einen Stadtgrundriß, in dem die geschichtliche Entwicklung ablesbar geblieben ist, mit einer nach den Zerstörungen des Zweiten Weltkrieges in Straßenverlauf, Maßstab und Charakter weitgehend rekonstruierten Altstadt, die von einer aus dem 18. Jahrhundert stammenden Promenade, die dem Verlauf der alten Befestigungsanlagen folgt, deutlich von den Neubauvierteln des 19. und 20. Jahrhunderts getrennt wird. Im Westen schließt an die Promenade der ehemalige Residenzbezirk mit dem Schloß der Fürstbischöfe, heute Zentrum der Universität, an, weiter südlich der bis in die Innenstadt reichende, in den zwanziger Jahren angelegte Aasee, der gewissermaßen zwischen Stadt und offenem Land vermittelt. So sehr man sich über die Qualität des Wiederaufbaus im einzelnen streiten kann, so sehr muß man die Qualität der ihm zugrunde liegenden städtebaulichen Vorstellungen anerkennen.

Eine Stadt, die ihre Identität bewahrt hat, bietet vermutlich einem Künstler mehr Ansatzpunkte zur ästhetischen Intervention, die sich auf eine genau verstandene Situation bezieht, als eine amorphe, anonyme städtische Agglomeration. Der Konservativismus, der den Wiederaufbau der Stadt bestimmte, schließt auf den ersten Blick Offenheit für alles Neue aus, muß es aber nicht, wie einige Erfahrungen auch in Münster gezeigt haben – zum ersten Mal übrigens schon mit der Entscheidung für ein damals avantgardistisches, städtebaulich geistvoll plaziertes Theater in den fünfziger Jahren (mit einer der ersten öffentlichen Skulpturen Norbert Krickes).

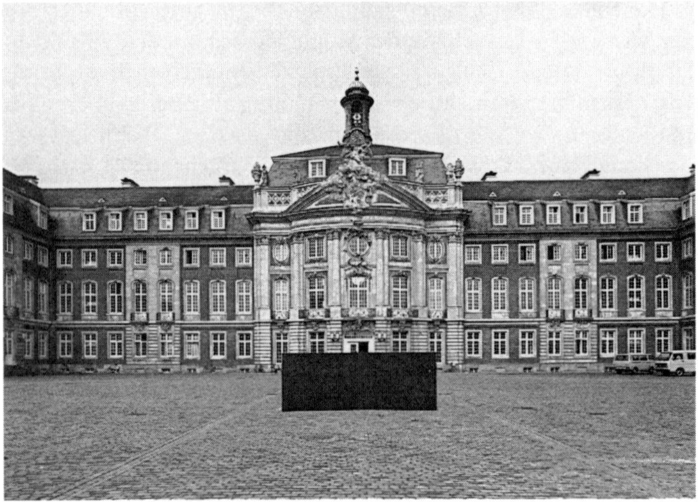

Sol LeWitt, *Black Form (Dedicated to the Missing Jews)*, Münster 1987. (Eine dauerhafte Aufstellung steht noch zur Diskussion.)

Skulptur Projekte 1987

Die Möglichkeit, das Experiment von 1977 fortzusetzen und die Erfahrungen von damals anhand der inzwischen weltweit geführten Diskussion zu überprüfen, ergab sich 1985 mit dem Wechsel in der Leitung des Landesmuseums. Zwischen dem Museum und seinem Träger, dem Landschaftsverband Westfalen-Lippe, einerseits und der Stadt Münster andererseits wurde – in der Hoffnung auf eine Unterstützung durch das Land Nordrhein-Westfalen – die Zusammenarbeit für eine neue Ausstellung 1987 vereinbart, die an den „Projektbereich" von 1977 anknüpfen sollte. Konzeption, Auswahl der Künstler und Durchführung sollten in der ausschließlichen Verantwortung der beiden Leiter Kasper König und Klaus Bußmann liegen. Ein Beirat mit prominenten Vertretern aus Regierung, Landschaftsverband, Universität und Stadt Münster sollte für eine Absicherung des Unternehmens sorgen; ein Arbeitsausschuß mit den Amtsleitern der verschiedenen Behörden sorgte im praktischen Bereich für eine möglichst unbürokratische Realisierung der von den Künstlern eingereichten Projekte. Im nachhinein kann man sagen, daß ohne diesen, in der Regel einmal im Monat tagenden Arbeitsausschuß die Realisierung der Ausstellung nicht möglich gewesen wäre. Da alle beteiligten Behörden sich dazu entschlossen hatten, „das Spiel mitzuspielen", konnten die Amtsleiter, gewissermaßen in einem „Ausnahmezustand", ohne langwierige Genehmigungsverfahren ihre Zustimmung zu Projekten geben, für die es bei normalem Gang der Dinge Jahre bis zur Realisierung gebraucht hätte. Daß die Euphorie der Ausnahmesituation nur unter der Voraussetzung möglich war, daß die Ausstellung nur für wenige Monate gedacht war, zeigte sich ziemlich unvermittelt nach dem Ende der Ausstellung, als es um die Genehmigung eines dauerhaften Verbleibs einzelner Arbeiten ging.

Die Diskrepanz zwischen einer großzügigen Zustimmung zu Projekten für die Dauer einer Ausstellung und einer schwierigen, oft kaum zu erwirkenden Genehmigung für die dauerhafte Installation von Kunstwerken ist ein Problem, das auch in Münster nicht in dem Maße gesehen wurde, wie es im Interesse der Künstler wünschenswert gewesen wäre, um zu große Enttäuschungen zu ersparen, und das im Vorfeld der Diskussion über die Weiterführung dieses Experiments geklärt werden muß.

Ein reibungsloses Genehmigungsverfahren war für die Realisierung der Ausstellung um so notwendiger, als ganz auf einen historischen Teil, eine mit Leihgaben bestückte Museumsausstellung, verzichtet wurde. Alle eingeladenen Künstler – über 60 zum Schluß – wurden gebeten, nicht vorkonzipierte Arbeiten einzureichen, sondern, nach genauer Kenntnis des Ortes, Vorschläge für eine spezifische Situation zu machen. Die Wahl des Ortes, des Themas, des Materials wurde den Künstlern freigestellt. Jeder erhielt 3.000 DM Teilnahmehonorar und die Zusage für eine Realisierung des Vorschlags, wenn sie nicht 15.000 DM überstieg. Daß in der Dynamik und auch Hektik der Vorbereitung sehr bald diese finanzielle Selbstbeschränkung aufgegeben wurde, war wohl nicht zu vermeiden, wobei die Hoffnung auf Sponsoren, die für einzelne Beiträge gewonnen werden sollten, die Zusage zur Rea-

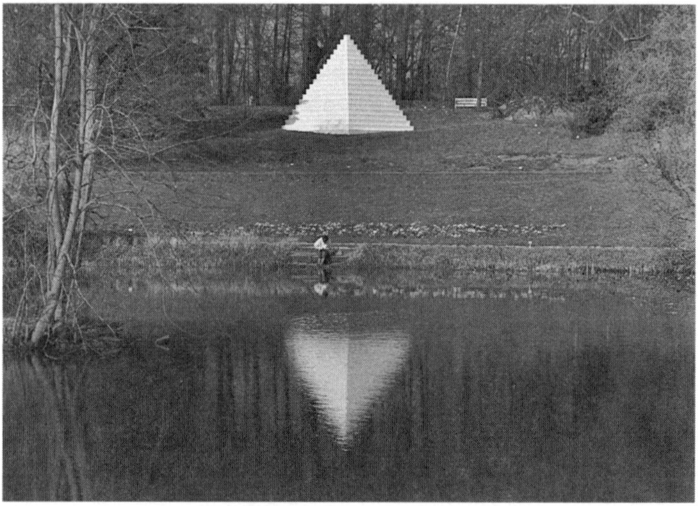

Sol LeWitt, *White Pyramid*, Münster 1987. (Eine dauerhafte Aufstellung steht noch zur Diskussion.)

lisierung beflügelte, wenngleich die Erwartungen auf Unterstützung durch Dritte nur in bescheidenem Umfang erfüllt wurden.

Die Freiheit der Standortwahl führte natürlich auch dazu, daß in vielen Fällen die Zustimmung von Dritten eingeholt werden mußte, vom Domkapitel, von Pfarrvorständen oder Privaten, und auch die Künstler eine erhebliche Dialogbereitschaft brauchten, um vom Sinn ihres Vorschlags zu überzeugen – nicht immer mit Erfolg.

Auf Unterstützung durch die Galeristen, welche die einzelnen Künstler vertreten, wurde bis auf ganz wenige Ausnahmen verzichtet, wie auch im Vorfeld, schon bei der Zusammenstellung der Namensliste, der direkte Kontakt mit den Künstlern gesucht wurde. Aber die Illusion, am Markt vorbei den besten Ergebnissen der Ausstellung auch zu einer dauerhaften Präsenz in Münster verhelfen zu können, wurde, ebenso wie im Fall der Genehmigungen, in einigen Fällen nach Ende der Ausstellung widerlegt. Trotzdem bleibt die Bilanz überwiegend positiv.

Ein Lernprozeß

Im Vergleich zu den Erfahrungen von 1977 sprangen sehr schnell zwei grundsätzliche Veränderungen ins Auge: der Anteil der europäischen Künstler, die sich für das Thema „Kunst im öffentlichen Raum" interessierten und zum Teil dort schon Erfahrungen gemacht hatten, war erheblich gestiegen, und es gab ein überraschendes Interesse an der Stadt, der Innen- und Altstadt, an ihrer Geschichte und sozialen Struktur. Rein formalistische Vorschläge waren die Ausnahme, der inhaltliche Bezug zum Ort die Regel – was das Verständnis und die direkte Zugänglichkeit zum Werk nicht erleichterte, da es auch beim Betrachter die Kenntnis des Bezugsfeldes voraussetzte.

Der Satz von Ulrich Rückriem: „40 % sind meine Arbeit, 60 % ist der Ort" galt selbst für scheinbar so autonome Arbeiten wie die von Richard Serra vor dem Erbdrostenhof des barocken Architekten Johann Conrad Schlaun oder für Sol LeWitts sich auf die Hauptachse des Schlaunschen Residenzschlosses beziehende Doppelarbeit „White Pyramid" und „Black Form", wobei der letztere durch seinen nachträglich hinzugefügten Titel „Dedicated to the Missing Jews" einen sehr ortsspezifischen, aber auch allgemein gültigen Sinn erhielt.

Die scheinbar paradoxe Haltung von Rebecca Horn, die nicht in den „öffentlichen Raum" ging, sondern den verschwiegensten und verschlossensten Ort der Stadt, ein ehemaliges Gestapogefängnis, der Öffentlichkeit wieder zugänglich machte, ist bezeichnend für den Ernst, mit dem sich die meisten Künstler auf die Themenstellung einließen.

Künstlerische Eingriffe als Mittel zur Bewußtmachung sozialer oder historischer Zusammenhänge, aber auch ästhetischer Möglichkeiten anzusehen, gehörte zu den Grundprämissen der Konzeption der Ausstellung und der Auswahlkriterien für die Einladungen an die Künstler. Daß die Kunst-am-Bau-Versuche, nicht nur im Deutschland der Nachkriegszeit, sondern auch international als gescheitert anzusehen waren – weil sie auf einem Mißverständnis beruhen, was die Beziehung zwischen moderner Architektur und moderner bildender Kunst angeht – ist den Veranstal-

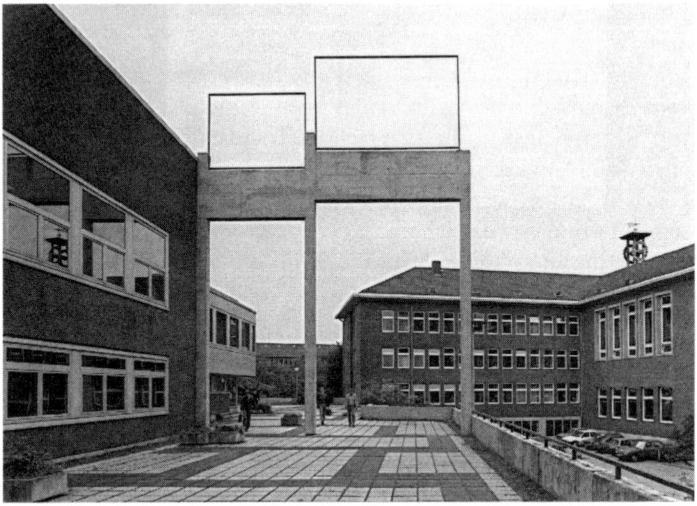

Isa Genzken, ABC, Münster 1987. (Abgerissen).

tern nicht erst bei der Durchsicht einschlägiger Publikationen klar geworden. Aus diesen Prämissen heraus war nicht die Teilnahme einer möglichst großen Anzahl international prominenter Künstler angestrebt, sondern derjenigen jungen, die „etwas zur Sache zu sagen" hatten. Selbst ein so bedeutender Bildhauer wie Chillida wurde nicht wegen seines Namens und der auf dem Kunstmarkt erzielten Preise eingeladen, sondern wegen seiner sehr aktuellen Beiträge „zum Thema" in Spanien, in Vitoria und zuletzt in Guernica.

Erreicht wurde während der Ausstellung, aber auch schon im Vorfeld, eine sehr breite Diskussion in der Münsteraner Öffentlichkeit über Aspekte aktueller Kunst. Neben den Informationen und dem Diskussionsangebot, die das Landesmuseum bot, ist hier vor allem die gründliche und faire Berichterstattung durch die lokale Presse zu erwähnen. Der Lernprozeß, der schon mit der Ausstellung von 1977 in Gang gekommen war, ist vertieft worden, die Atmosphäre in der Stadt ist offener geworden. Das wird offensichtlich auch von den politischen Parteien respektiert, die fast ohne Vorbehalte zu dem „Versuch“ stehen und sich für den Erwerb einzelner Arbeiten ausgesprochen haben (Ulrich Rückriem, Rebecca Horn, Thomas Schütte, Ludger Gerdes) und im Rat der Stadt sogar eine Weiterführung des Ausstellungsvorhabens beschlossen. Fast überwältigend war die positive, oft enthusiastische Reaktion der internationalen Kunstkritik (wobei das schlechte Abschneiden der gleichzeitig veranstalteten Documenta 8 sicherlich nicht ohne Auswirkung war), die mit sehr fundierten Beiträgen nicht nur zum Erfolg der Ausstellung beigetragen hat, sondern auch die Diskussion um „Kunst und Öffentlichkeit“ und „site specific sculpture“ außerordentlich belebt und vertieft hat.

Positiv ist schließlich im ganzen gesehen der künstlerische Ertrag der Ausstellung, nicht nur wegen der unbestreitbaren Qualität vieler Werke, sondern weil sie vor Augen und Verstand geführt hat, was heute zum Thema sinnvollerweise gesagt werden kann und – was obsolet geworden ist.

Eine Wiederholung der Ausstellung in regelmäßigen Zeitabständen wäre sicherlich bedenklich und vielleicht von vornherein zum Scheitern verurteilt. Doch sollte eine Fortführung des Dialoges zwischen Kunst und Stadt unter den sich ändernden Bedingungen der nächsten Jahre angestrebt werden.

Invasion aus dem Atelier

Kunst als Störfall

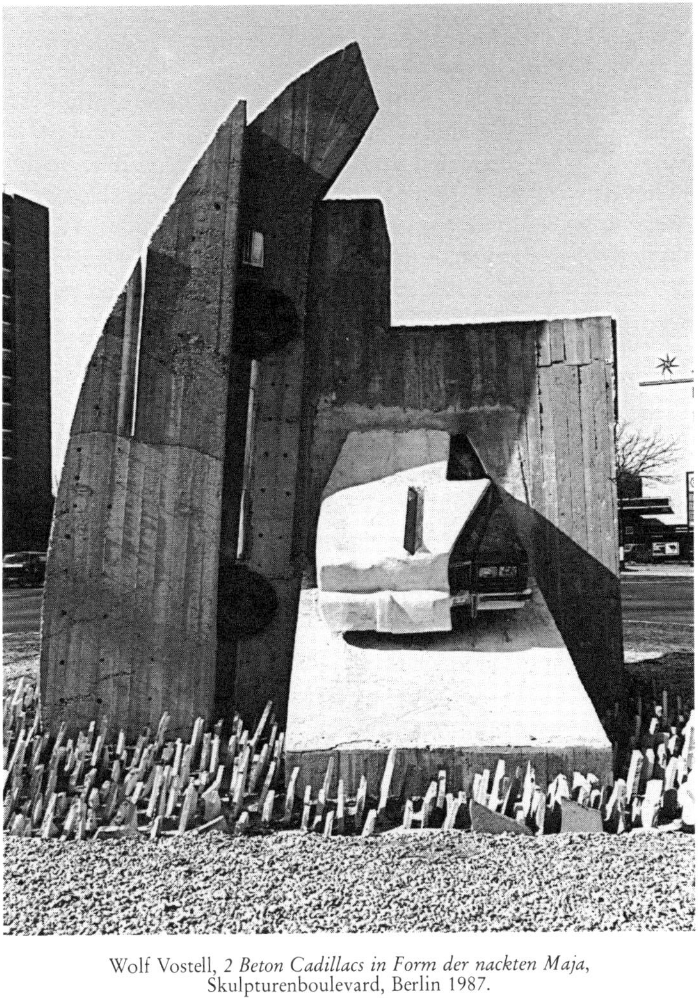

Wolf Vostell, *2 Beton Cadillacs in Form der nackten Maja*,
Skulpturenboulevard, Berlin 1987.

„Moderne Kunst kann man verstehen, moderne Welt nicht.“
Werner Büttner

Science fiction

Seit Jahren haben Außerirdische die Macht auf der Erde übernommen. Nachdem ihre Vorherrschaft militärisch und politisch gefestigt ist, beginnen sie, auch ihren kulturpolitischen Einfluß geltend zu machen. Bestandteil ihres Kulturprogramms ist die Aufstellung von Monumenten auf zentralen Plätzen der großen Städte.

In Berlin errichten sie auf dem Mariannenplatz eine über vierzig Meter hohe Skulptur. Sie ist aus Platin gefertigt, nimmt sich für den irdischen Betrachter jedoch wie ein explodiertes Tee-Ei aus, das durch einen Teilchenbeschleuniger geschickt worden ist. Anwohner behaupten, das Monument sende spürbare Strahlen aus, welche die Erwachsenen belästigten und die Kinder vom Nachtschlaf abhielten.

In Münster wird auf dem Domplatz eine dreißig Meter lange Eisenplatte installiert, die etwa zwanzig Meter über dem Boden schwebt, ohne ihn zu berühren oder an sichtbaren Aufhängungen befestigt zu sein. Durch eine Kraft, die den verstörten Passanten unbekannt ist, wird sie in der schwebenden Position fixiert und selbst Sturm und Regen bringen sie nicht aus dem Gleichgewicht.

An diesen und anderen Orten formiert sich der Protest gegen die künstlerischen Care-Pakete der Extraterrestrischen. In Münster probieren ein paar angeheiterte Physikstudenten während der Nacht, die Platte aus dem schwebenden Gleichgewicht zu bringen. Sie bewirken allerdings nur eine ruckartige Standortverschiebung um fünfzig Meter, bei der das nahegelegene Postamt schwer beschädigt wird. Sie werden ausfindig gemacht und hart bestraft, erreichen aber ihr Ziel, denn die schwebende Platte wird vom Domplatz entfernt, weil sich die Delinquenten auf den Protest nahezu aller Münsteraner Bürger berufen können, die sich in einer Unterschriftenliste gegen diese unverständliche und häßliche Konstruktion aussprechen. Das Westfälische Landesmuseum wird angewiesen, die Platte in seinem Innenhof aufzunehmen.

Damit ziehen die Außerirdischen die Konsequenzen aus dem Scheitern ihrer kulturpolitischen Bemühungen, das sie um so gelassener hinnehmen, als ihre politische und militärische Vorherrschaft davon unberührt bleibt. Sie verzichten sogar darauf, einen Vermittlungsvorschlag der Berliner Kulturbehörde anzunehmen, der die Einrichtung von Planstellen für Kunsthistoriker(innen) vorsieht, die als sogenannte Denkmals- und Monumentalpädagogen den aufgebrachten Bürgern den ästhetischen Wert der außerirdischen Kunst nahebringen sollten.

Was mag die Erdlinge gegen diese neuartige Kunst in ihrem öffentlichen Raum aufgebracht haben, worin liegt das Geheimnis ihrer Einigkeit? Sie können im Widerstand gegen den Import außerirdischer Kunst ein Wir-Gefühl entwickeln, das ihnen Ausgleich verschafft für den Verlust der politischen Autonomie. In ihrer Weigerung, nach der Politik nun auch noch die Kunst der Außerirdischen zu erdulden, halten sie sich schadlos für ihre gleichwohl fortdauernde Unterlegenheit.

Wenn sich also ihr Widerstand symbolisch verstehen läßt, so richtet er sich doch gegen Monumente, die keine Symbole sind. Als Symbole müßten sie verstehbar sein, sie sind es aber nicht für die Erdlinge, die erst ein genaues Studium der außerirdischen Kunsttraditionen absolvieren müßten, um diese Werke richtig einordnen zu können. Angesichts eines solchen Aufwandes fragen sie sich jedoch, warum man die Monumente nicht schlicht dort aufstellt, wo sie ohne Zusatzstudium verstanden werden. Ihre Verständnisbemühungen scheitern nicht nur hinsichtlich der möglichen Bedeutungen, sondern auch angesichts der Machart. Das Angebot, diesem Verständnis durch pädagogische Handreichungen auf die Sprünge zu helfen, verkennt allerdings völlig, daß außer der Kommentarbedürftigkeit der Monumente ein weiteres, viel wichtigeres Motiv die Gegner in Rage bringt. Es ist ein archaischer Reflex der Revierverteidigung, mit dem sie sich gegen die kulturelle Kolonisation ihres Lebensraumes zur Wehr setzen. Ihm entspricht die ästhetische Forderung, daß auch die mächtigen Außerirdischen bei der Aufstellung ihrer Monumente auf der Erde lokale Schönheitsnormen gefälligst zu respektieren hätten.

Elitäre Duftmarken

Nun ist die moderne Kunst, nach allem was wir wissen, durchaus irdischer Herkunft. Aber nehmen sich ihre Produkte, die seit rund sechzig Jahren über Fassaden, Parks und Plätze unserer Groß- und Kleinstädte verstreut worden sind, nicht ähnlich willkürlich aus wie die Wegmarken einer Invasion, diesmal nicht aus dem All, sondern aus den Ateliers? Entsprach es nicht gerade dem Pathos der Moderne, alle Ansprüche und Bedürfnisse des Betrachters zu ignorieren oder bestenfalls zu enttäuschen? Gab ihr nicht der Anspruch, Sehgewohnheiten zu verändern und an die Kunst herangetragene Erwartungen zu unterlaufen, den Freibrief, im Außenraum so rücksichtslos schalten und walten zu können, als sei die Umgebung nicht mehr als ein Resonanzkörper der Außenskulptur?

Blickt man zurück auf die noch relativ kurze Geschichte dieser Invasion, muß auch dem wohlwollenden Betrachter die Einsicht dämmern, daß die moderne Kunst nicht gerade dazu prädestiniert war, im öffentlichen Raum aufgestellt zu werden. Dagegen sprach zunächst ihre Herkunft aus einem buntscheckigen, letztlich aber kleinen und abgegrenzten Milieu, das sein soziales Profil weniger einem elitären Anspruch als vielmehr der gemeinsamen Verachtung des Spießers verdankte, also des ungebildeten und daher von einem grenzenlosen Vertrauen in sein Urteilsvermögen beseelten Kleinbürgers. Die moderne Kunst, die in Galerien, Museen und Privathäusern ihren ersten Nährboden fand, mußte im öffentlichen Raum einfach fehl am Platz wirken, wo Spießer – wie verwaschen ihre soziologischen Konturen und wie ungerecht ihre Diffamierung auch sein mögen – statistisch mit Abstand häufiger vertreten sind als das Stammpublikum der Moderne, das ohnehin eine gewisse Exklusivität vorzieht. Keine noch so diffamierende Definition des Spießers kommt jedoch an dem Eingeständnis vorbei, daß dieser mit sicherem Gespür in den modernen Monumenten Denkmäler der kulturellen Vorherrschaft des Bildungsbürgertums ausmacht und sich gegen die plastischen Duftmarken einer urbanen Elite ins Zeug wirft. In diesem Widerstand gegen eine kulturelle Kolonisation von Lebensraum artikuliert sich ein

Reflex der Revierverteidigung, der eben nicht bloß dumpf archaische Züge trägt, sondern auch den Anspruch auf kulturellen Respekt manifestiert. Denn Skulptur im Außenraum ist schließlich auch als die symbolische Okkupation eines Platzes zu verstehen, und der Souveränitätsanspruch dieser Okkupation ist unter demokratischen Voraussetzungen durchaus heikel. Zudem tendieren moderne Außenskulpturen, nicht zuletzt ermuntert durch benachbarte Architektur, zu Größenordnungen und Konturen, die sie dem Passanten als monumentale Einschüchterungsgesten erscheinen lassen, auf die er seinem Temperament entsprechend reagiert.

Rätselhaft bleibt jedoch, daß bei solchen Debatten und Debakeln der monumentalen Kunst Ansprüche und Konturen verübelt werden, die der Nachkriegsarchitektur und Stadtplanung nahezu lautlos konzediert worden sind – mit weitaus größeren und verheerenderen Folgen, als die Kunst sie je zuwegebringen könnte. In dieser einseitigen Konzentration der Aggression auf die moderne Kunst ließe sich die Herrichtung eines Sündenbocks diagnostizieren, der für alle Zumutungen des modernen Alltagslebens herhalten muß. Die Schuld an dieser Entwicklung wird dabei den Künstlern angelastet, weil sie die Entstellung des modernen Stadtbildes nicht durch lesbare, figurative und ansehnliche Skulpturen kompensieren, sondern durch abstrakte, unverständliche oder brutalistische Monumente verschlimmern.

Schweigemarsch der Moderne

Nun haben die Diskussionen um öffentliche Monumente nicht erst mit der Moderne begonnen. Gerade das 19. Jahrhundert, dessen Außenskulpturen vielen Gegnern der Moderne leuchtende Vorbilder sind, hat leidenschaftliche Debatten um die Aufstellung von Denkmälern und Monumenten erlebt. Diese entzündeten sich jedoch bevorzugt an den lokalhistorischen oder politischen Bedeutungen der Denkmäler. Wenn sie sich auch auf die künstlerische Qualität erstreckten, dann im Rahmen eines fraglos gültigen Kanons, für den Regeln der Nachbildung und der Schönheit galten, welche die Moderne samt und sonders verwarf.

Seit das moderne Monument den Platz solcher Denkmäler eingenommen hat, ohne, wie diese, deutlich lesbar auf einen kollektiv gegenwärtigen Sinngehalt zu verweisen, wird es als Usurpator angefeindet und als Zumutung betrachtet. Seine Provokation läßt sich ermessen, wenn man sich einen Schweigemarsch vorstellt, der mit zahlreichen Teilnehmern durch eine Innenstadt zieht, ohne daß über seine Ziele und Motive auch nur das geringste in Erfahrung zu bringen wäre, zumal auf den mitgeführten Transparenten und Plakattafeln nichts steht. Ein solcher Schweigemarsch gibt einen passenden Vergleich ab für die statische Präsenz moderner Skulpturen im öffentlichen Raum, an denen die Passanten vorbeifahren und -gehen, ohne daß der Aufmerksamkeit, welche diese Monumente erheischen, eine Aufwandsentschädigung in Form einer entzifferbaren Mitteilung entspräche.

Die symbolische Unergiebigkeit des autonomen Monuments steht in brisantem Kontrast zu einer strikt funktional gestalteten Umgebung. Es fügt sich weder in diesen Kontext von Funktionalität, noch vermag es, ihn erkennbar zu transzendieren, wie es jahrhundertelang die Aufgabe des religiösen und politisch-historischen Monuments war. Es vermag ihn allenfalls zu stören, und empfiehlt sich dann erst recht als Adressat von Attacken, mit denen es gleichsam zur Ordnung gerufen wird.

Das Denkmal ist aber nicht die einzige Form monumentaler Plastik, in deren Nachfolge die moderne Außenskulptur fehlplaziert erscheint. Noch problematischer ist ihre Symbiose mit der Architektur, die als Kunst-am-Bau zu trauriger Berühmtheit gelangt ist. Dem 19. Jahrhundert war die Veranschaulichung der Gebäudefunktion durch Bauplastik noch eine selbstverständliche Aufgabe: Löwen vor politischen Verwaltungsbauten, eine Justitia vor dem Gerichtsgebäude, Künstlerfiguren an Kunstakademien und Museen, halbnackte Hochofenarbeiter vor der Industrie- und Handelskammer und ebenfalls halbnackte Musen im Giebelfeld des Theaters orientierten den Betrachter ebenso über die Funktion der Gebäude, wie Karyatiden als Lohnarbeiterinnen der Statik an bürgerlichen Stadthausfassaden die Herkunft des Mehrwertes anzeigten, dem sich diese Wohnpracht verdankte.

Uns mag die Vielfalt verspielter und verharmlosender Sinnbilder der Bauplastik des 19. Jahrhunderts heute amüsieren oder anrühren, jedenfalls summierte sich solche Außenplastik zu einem lesbaren und geschlossenen Stadtkonzept. Die moderne Architektur hat ihren Produkten diese Anschaulichkeit gründlich ausgetrieben. Vor vielen großen, aber nicht großartigen Gebäuden der modernen Innenstadt stünden wir völlig hilflos, wenn uns nicht Tafeln mit Klingelschildern oder Aufschriften über ihre Funktion belehrten. Ihren Fassaden ist nicht mehr ablesbar, ob sie als Wohngebäude, Bürosilos, Krankenhäuser, Banken, Universitätsinstitute, Hotels oder Gerichtsgebäude dienen. Die Lesbarkeit erschöpft sich in den vielfältigen schriftlichen Hinweisen auf ihre Benutzbarkeit für strikt getrennte Interessen an Einkauf, Bewirtung, Unterhaltung, Wohnraum, Dienstleistungen oder Verwaltungsangelegenheiten. Die intensive Beschriftung der Stadt kompensiert als Text die fehlende Anschaulichkeit von Fassaden und Erschließungswegen, des Stadtgefüges überhaupt.

Diese Unanschaulichkeit des Stadtbildes ist als das Ergebnis einer ästhetischen Verarmung allen postmodernen Illusionen zum Trotz wohl nicht mehr rückgängig zu machen. Sie entspricht vielmehr einer Entwicklungstendenz der modernen Industriegesellschaft, die unanschaulich und vielfach vermittelt funktioniert. Ihr läßt sich keine Bauplastik mehr vorblenden, allenfalls als *Logo*.

Trotzdem hat die Bauplastik in anderer Gestalt überlebt, nämlich in der Kunst-am-Bau. Diese spitzt jedoch, vor allem in ihrer verbreiteten abstrakten Form, die Unanschaulichkeit des städtischen Lebensraumes gleichsam bis zur Schmerzgrenze zu. Da sie weder die Unanschaulichkeit noch die Unansehnlichkeit des Gebäudes kompensieren kann, dem sie sich zuordnet, versagt sie ebenso wie das autonome Monument, das an die Stelle des Denkmals getreten ist. Da Anschaulichkeit genau die historische Qualität der Kunst gewesen ist, welche die abstrakte Kunst verweigert, kann sie das Stadtbild weder gliedern noch überhöhen. Beide Aufgaben hat sie abgetreten, die der Gliederung an die Schrift, die der Transzendierung des funktionalen Umfeldes an die Werbeflächen, die als Altartafeln im öffentlichen Raum die wenigen allgemein gültigen Sinnstiftungen anschaulich machen, die den Kontext von Verkehr und Kommerz zu transzendieren scheinen. In Abwesenheit dieser beiden Funktionen wirkt die Monumentalität der modernen Außenskulptur als Anmaßung, und leicht wird sie daher Opfer der Aufmerksamkeit, die sie auf sich zieht.

Was ihre Gegner als Versagen auslegen, läßt sich allerdings auch als Stärke, in einzelnen Fällen als bewußt angestrebte Leistung dieser Monumente betrachten: das Eingeständnis ihrer kulturellen Ortlosigkeit. Denn es ist gerade der Verlust von Anschaulichkeit, der den Symbolgehalt der modernen Kunst, auch und gerade im Außenraum, ausmacht. Für Freunde und Gegner der modernen Kunst unerwartet und paradox hätte gerade die autonome und abstrakte Kunst damit einen Sinn: Ihre lange und oft vermißte Funktion wäre dann darin zu sehen, daß sie die umfassende und grundlegende Tendenz der Industriegesellschaft zur Unanschaulichkeit aufgreift und manifestiert, statt ihr, wie die kommerzielle und auch die politische Werbung, eine versöhnliche und leicht faßliche Fassade zu stiften. Über Attacken auf solche Kunstwerke brauchte man sich dann nicht mehr zu wundern, ist doch das Muster, den Boten für die Botschaft zu bestrafen, älter als die Moderne.

Fetische der Polarisierung

Sobald man sich nicht mehr nur die Frage stellt, wie moderne Kunst gegen Attacken in Schutz genommen werden kann, sondern auch der Frage nachgeht, ob sich nicht gerade in diesen Attacken ihre soziale Funktion aufspüren läßt, verknüpft sich die partielle Geschichte der modernen Kunst mit der ihrer Gegner, und seien es auch die kleinkariertesten.

Das Sendungsbewußtsein der Künstler und Kulturvermittler einerseits und das Selbstbewußtsein der Vandalen und ihrer Sympathisanten andererseits erweisen sich als zwei Seiten ein und derselben Münze. Ihre Auseinandersetzung deutet darauf hin, daß die gesellschaftliche Leistung moderner Kunst im öffentlichen Raum in der Herstellung eines Konfliktfeldes zu sehen ist, in dem

Elemente einer Debatte um eine schwierige Moderne als Anmaßung oder Ressentiment zur Geltung kommen. Dabei ist die gängige Metapher, die im Kunstwerk einen Blitzableiter erblickt, bei dessen Beschädigung Energien abgeleitet werden, die aus anderen Konfliktbereichen stammen, sicherlich in Grenzen brauchbar. Ihre Schwäche liegt darin, daß sie mit einem zu einfachen Schematismus operiert, was die Entstehung und Ableitung von Aggressionen angeht. Es lohnt sich statt dessen, die umstrittenen Exponate anzusehen wie Lackmuspapier, mit dem man in der Chemie den Charakter von Flüssigkeiten erkennen kann, die das bloße Auge nicht zu unterscheiden weiß. Für die kulturellen Konturen des Stadtlebens, die sich ja auch dem bloßen Auge nicht mehr deutlich darbieten, sind moderne Kunstwerke aufschlußreiche Indikatoren. Nicht nur in dem empirischen Sinn, daß sich mit ihrer Aufstellung genau herausfinden läßt, sozusagen experimentell, in welchen Sozialmilieus die Widerstände gegen die moderne Kunst am größten sind.[1] Vielmehr überrascht insgesamt, in welchem Ausmaß und in welcher Intensität moderne Außenskulpturen Reaktionen zu provozieren vermögen. Ihnen eignet eine überragende soziale Polarisierungsleistung, die zu Stoßzeiten des Ausstellungsgewerbes manchmal größer zu sein scheint, als bei Fragen der Gesamtschule, der Energieversorgung, der Parteizugehörigkeit oder des § 218. Nie fließen die Beschimpfungen reichlicher in die Leserbriefredaktionen, nie kitzelt es die Lokalredakteure mehr in der Feder, selten sind sich wildfremde Passanten so schnell einig, selten werden öffentliche Diskussionen so unappetitlich wie dann, wenn es um die Aufstellung von modernen Skulpturen im öffentlichen Raum geht. Das kann nicht allein an der Kunst liegen, auch wenn wir wissen, daß die Provokation seit rund 80 Jahren zu ihrem Programm gehört.

Hier wird ganz offensichtlich ein enormes Polarisierungsbedürfnis bedient, das seitens der Stadtbewohner besteht und in der Kunst nur eines der möglichen Themen findet. Dieses Polarisierungsbedürfnis wird nur zu einem kleineren Teil durch den Erwerb positiver Identitätsmerkmale befriedigt, etwa im Warenkonsum, wo sie durch die Werbung als Life-Style kollektiv verankert werden. Aber bereits temporäre „Wir-Gemeinschaften“, die sich anläßlich von Fußballspielen ergeben und im öffentlichen Raum von Bahnhöfen, Straßenzügen und Stadien zelebriert werden, verweisen darauf, daß dieses Polarisierungsbedürfnis vor allem nach der Ausdifferenzierung dauerhafter oder temporärer Feindbilder verlangt. Der sozial amorphe öffentliche Raum ermöglicht durch solche Polarisierungen Kompensationen für eine ansonsten vermißte anschauliche und erfahrbare soziale Zuordnung. Dieser Polarisierungsbedarf findet in der unverständlichen Außenskulptur einen unvergleichlich attraktiven Fetisch. Daran ist die Außenskulptur nur zu einem Teil selbst schuld. Sie gerät in dieses Dilemma auf Grund einer bestimmten Widersprüchlichkeit, die ihr nicht als fahrlässige Ignoranz oder zwangsläufiges Versagen auszulegen ist, sondern als spezifisch modernes Schicksal. Um dieses Schicksal zu verstehen, muß man die Diskrepranz von künstlerischen und kulturellen Raumdefinitionen ausleuchten.

Künstlerischer und kultureller Raum

Ohne Zweifel nährt sich der Dauerkonflikt daraus, daß diese beiden Raumvorstellungen differieren und selten sich auch nur überschneiden. Jeder Ort, an dem eine Außenskulptur aufgestellt wird, hat nun mal vorgegebene soziale Funktionen und kulturelle Dimensionen, die ihn nicht ausschließlich, aber überwiegend prägen. Auf diese kulturellen Raumdefinitionen ist die moderne Außenplastik so gut wie nie eingegangen, weil die Unterschiede zwischen der kulturellen und der künstlerischen Raumauffassung einer ästhetischen Sehweise überhaupt nicht notierbar waren, in der dem Formexperiment der oberste Platz in einer kulturellen Hierarchie angewiesen wurde, in der alles andere sich nachzuordnen hatte. Die Künstler begnügten sich damit, allein die Koordinaten der künstlerischen Raumdefinition zu berücksichtigen – Perspektive, Raumstaffelung, Sichtwinkel, Blickhöhe, Freistellung, Bewegungsrichtung und Proportion –, um sich anschließend mit dem Kulturdezernenten darüber zu wundern, daß solche genau durchkalkulierten Angebote nicht wahrgenommen oder gar abgelehnt wurden.

Dabei war der Grund offensichtlich: Ein künstlerisches Exponat, das im günstigen Falle seine Aufstellung durch Qualität legitimierte und an den optimalen öffentlichen Platz gebracht worden war, um seine Formsprache wirken zu lassen, konnte kulturell völlig beliebig wirken, weil es mit der spezifischen Nutzung des Platzes, an dem es aufgestellt worden war, mit seinem Sozialgeflecht und dessen Geschichte, rein gar nichts zu tun hatte, wenn sich nicht sogar Künstler und Kulturdezernent arrogant darüber hinwegsetzten. Es ist diese Arroganz, welche den Vandalismus zu einem guten Teil provoziert, eine Arroganz, die nicht wahrzunehmen erlaubt, daß auch eine scheinbar amorphe Stadtbesiedlung ihre kulturellen Differenzierungen und Unterebenen hat, die man nicht ungestraft ignoriert. Gerade die abstrakte Skulptur mußte bei dem Versuch scheitern, ihr städtisches Umfeld als Resonanzkörper zu funktionalisieren, aus dem nur die wohltönenden Echos einer gelungenen künstlerischen Zuordnung, nicht aber auch die Mißtöne einer kulturellen Reserve zurückschallen sollten. Als radikalster Versuch einer strikt künstlerischen Raumdefinition ist die abstrakte Skulptur im Außenraum ein verirrtes Monument für eine typisch moderne Internalisierung der Formfrage, deren fortgeschrittenste Lösungen einem nicht spezialisierten Publikum als Gesten der Willkür und Beliebigkeit erscheinen müssen.

Um die Beliebigkeit zu akzentuieren, die entsteht, wenn künstlerische Setzungen ihr kulturelles Umfeld ignorieren, sind in den letzten Jahren spöttische Charakterisierungen aufgekommen, die solche Außenskulpturen als „drop-sculptures" („Plumpsskulpturen") oder „parachute-sculptures" („Fallschirm-Skulpturen") markieren, als seien sie aus kulturellen Versorgungsbombern über den Städten abgeworfen und einfach dort belassen worden, wo sie landeten. Eine Reihe zeitgenössischer Künstler versucht seither, auf der Basis dieser Diagnose sensibler mit dem Ort umzugehen, wo sie tätig werden, einer Maxime folgend, die Scott Burton für sich so formuliert hat: „The site has to be respected", den (Aufstellungs-)Ort gilt es zu respektieren.

Aber auch wenn man die Einsicht begrüßt, daß ein städtischer Platz nicht nur Schauplatz der Kunst sein kann, macht die scheinbare Lösung das Problem nur noch deutlicher. Denn nur in der Ablehnung einer Außenskulptur sind kulturelle Lokalbezüge kurzfristig artikulierbar und mit der Suggestivität des Allgemeinen und Verbindlichen ausgestattet. Sie bleiben aber nur negativ formulierbar. Wollte sich ein Künstler auf die kulturellen Raumdefinitionen eines städtischen Milieus einlassen, um den Anrainern ein Kunstwerk zu entwerfen, mit dem sie sich identifizieren könnten, so müßte er, ebenso wie die Anrainer selbst, bald feststellen, daß dazu der Konsens nicht ausreicht. Es gibt eben keine rein katholischen Wohnviertel, wo eine Madonnenfigur am Platze wäre, keine stilechten Proletarier-Quartiere, die sich auf ein Karl-Liebknecht-Denkmal einigen könnten, keine lupenreinen Schicki-Micki-Enklaven, die eine zynische Skulptur von Dokoupil goutieren würden, keine dezidiert deutsch-nationalen Wehrsiedlungen, denen noch ein Bismarck-Denkmal genehm wäre, und auch keine strikt kleinbürgerlich-spießigen Stadtrand-Siedlungen, in denen ein Männeken-Piß oder ein Spatzenbrunnen aus Bronze auf rührende Zuneigung bei Jung und Alt träfen. Als kleinster gemeinsamer Nenner der gemischten Wohngebiete käme schließlich nur der Schneemann in Frage, weil er eine Reihe von Vorteilen aufweist, die der Problemlage angemessen sind, denn er ist populär, in seinem Symbolgehalt kollektiv verankert, billig und vor allem nicht von Dauer.

Selbst wenn es anders wäre und sozial homogene Wohnviertel die Errichtung allgemein akzeptierter Monumente erlaubten, würde deren Dauerhaftigkeit durch die Erfahrung widerlegt, daß viele Quartiere der modernen Großstadt innerhalb einer Generation ihren Sozialcharakter komplett austauschen können, wofür nicht nur Grundstücksspekulation und planmäßiger Sozialruin verantwortlich zu machen sind, sondern noch eine Reihe weiterer Faktoren.

Ein Denkmal deutsch-türkischer Verständigung, in Kreuzberg installiert, müßte nach wenigen Jahren einem zugezogenen Publikum aus Galeristen, Künstlern, Architekten, Yuppies und anderen Edelmietern abwegig erscheinen, sobald die einst abgewirtschafteten Mietskasernen postmodernisiert worden sind. Einen *genius loci* in der modernen Großstadt denkmalhaft artikulieren zu wollen, scheiterte schon allein daran, daß auch der *genius loci* nur noch zur Miete wohnt.

Nun sind reine Wohngebiete, die noch am ehesten die Illusion einer kultuellen Homogenität entstehen lassen, die in Wahrheit auf der Privatisierung und Intimisierung der Differenzen beruht, selten Schauplatz der Aufstellung umstrittener Monumente. Vielmehr sind es fast immer die Stadtzentren, deren reine Funktionalität nicht so leicht auffällt, weil es verschiedene Funktionen sind, die sich hier mischen. Setzt man ihre ortsspezifische Gleichartigkeit in Rechnung, dann gewinnt die Revierverteidigung einen Charakter von Absurdität, wie er im Streit um den Skulpturenboulevard 1987 auf dem Westberliner Kurfürstendamm in Erscheinung trat. Denn diese Identifikationsmeile der Westberliner ist ihnen schon lange vorher entfremdet worden. Auf dieser Einfallsschneise der Touristen sind die Gast- und Vergnügungsstätten schon längst nicht mehr einer lokalen Identität oder Rücksichtnahme verdächtig, und die rigorose Kommerzialisierung der Flanierstrecke steht keineswegs hinter der Umwidmung von Altstadtkernen Westdeutschlands zurück, bei der die historische Bebauung zur populären Dekoration verkaufsoffener Samstage degradiert wurde. In der Parteinahme gegen die modernen Monumente, die in diesen überregional standardisierten Laden-Landschaften plaziert werden, verteidigen aufgebrachte Lokalpatrioten ein Milieu, das ihnen keineswegs gehört, in dem sie selbst nur willkommen geheißen werden, solange sie zahlungskräftig sind. Auf diesen Paradestrecken der Waren, die sich in Sichthöhe von Stadt zu Stadt immer weniger unterscheiden, provoziert ein modernes Kunstwerk die paradoxe Reaktion, ein abstraktes Ambiente als unverwechselbare, historisch verbürgte Heimat zu verteidigen.[2] Am allerwenigsten trifft es auf die Bereitschaft, die Ortlosigkeit des Kunstwerks als glänzende Metapher der modernen Ortlosigkeit des Konsumenten zu begreifen.

Ähnlich absurd nimmt sich der Widerstand gegen die Skulptur *Tilted Arc* von Richard Serra rund um den Federal Plaza in Manhattan aus. Die umliegenden Bürogebäude, die in ihrer architektonischen Erscheinung prosaischer Ausdruck einer komplexen und abstrakten Verwaltungsbürokratie sind, beherbergen Mitarbeiter an standardisierten Arbeitsplätzen, die dem Abstraktionsgrad ihrer Aufgabe gewachsen sind, aber den Anblick einer abstrakten Skulptur unerträglich finden, deren komplexen Ortsbezug zu erkennen, sie offensichtlich überfordert.

Es spricht also nichts dafür, daß es die Situation einer Außenskulptur verbessert, wenn sie sich nachdrücklich auf die kulturellen Konturen ihres Aufstellungsortes einläßt. Auch dafür lieferte der Skulpturenboulevard ein glänzendes Anschauungsfeld, weil die beiden umstrittensten Monumente weder abstrakte noch ortlose, sondern lesbare, allgemein verständliche und lokal kalkulierte Mahnmale waren.[3] Wolf Vostells Skulptur nahm mit zwei einbetonierten Limousinen auf einem Verkehrsknotenpunkt, dem Rathenau-Platz, Bezug auf den täglichen Sieg des Autoverkehrs über die Bewohnbarkeit der Innenstadt. Und Olaf Metzels Skulptur aus vergrößerten Absperrgittern thematisierte die Demonstrationsgeschichte West-Berlins, die gerade am Aufstellort, dem Joachimsthaler Platz, einen herausragenden Bezugspunkt hat. Mit diesem Werk setzte Metzel die Kunst im öffentlichen Raum in Beziehung zu ihrem entfernten Verwandten, der Massendemonstration, die den öffentlichen Raum für die ansonsten in Parteien und Medien kanalisierte politische Meinungsbildung und -äußerung beansprucht. Es ist kein Wunder, daß ein Werk wie dieses, das die Problematik der politischen Auseinandersetzung im öffentlichen Raum thematisiert, selbst in den Mittelpunkt der Auseinandersetzung rückte.

Metzel hat der beunruhigenden Erfahrung ein Denkmal gesetzt, daß auch in einer funktionierenden parlamentarischen Demokratie politische Auseinandersetzungen in öffentliche Konfrontationen münden können, deren gewalttätiges Potential nicht immer unter Kontrolle zu bringen ist. Mit anonymen Drohbriefen, Telefonterror und ihren gerade in Deutschland berüchtigten Floskeln bestätigten dann einige Gegner der Skulptur dem Künstler, welches Potential von Gewalttätigkeit auch in der Auseinandersetzung um moderne Kunst immer noch lauert. Metzels Außenskulptur berührt ein neuralgisches Thema der politischen Kultur der Bundesrepublik, die Frage nämlich, wie man demokratische Verhältnisse verteidigen oder einklagen kann, ohne dabei zu Mit-

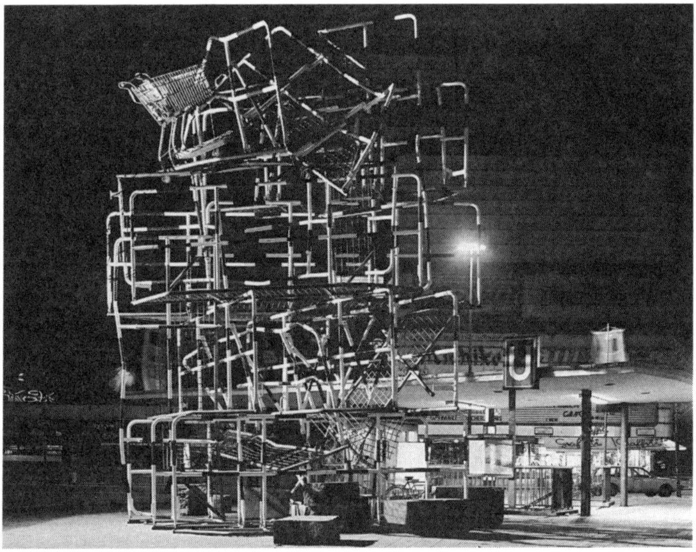

Olaf Metzel, *13.4.1981*, Skulpturenboulevard, Berlin 1987.

teln zu greifen, die demokratischen Idealen widersprechen. Für diese Grundsatzdebatte der Nachkriegszeit war und ist Berlin ein zentraler Schauplatz und war es auch anläßlich des Skulpturenboulevards wieder; so war Metzels Skulptur treffend plaziert. Denn eine Stadt ist nicht nur das, was ihre Bewohner gerne in ihr sehen möchten, sondern auch das, was die Geschichte aus ihr gemacht hat. Wenn die Kunst im 19. Jahrhundert im öffentlichen Raum überwiegend das verkörperte, was sich die Passanten unter ihrer Lebenswelt gerne vorstellen wollten, so kommt der modernen Kunst die undankbare Aufgabe zu, an das zu erinnern, was im öffentlichen Raum gerne verdrängt wird, ohne daß damit der Verfall des öffentlichen Raums aufgehalten wird.

In diesem Widerspruch war auch der durchtriebene Beitrag angesiedelt, den Katharina Fritsch für die Skulptur Projekte in Münster 1987 lieferte.[4] Ihre knapp lebensgroße Kopie einer als Lourdes-Madonna bekannten Devotionalie lieferte, gelb eingefärbt, einem Scheideweg des Münsteraner Konsumzentrums einen markanten *point de résistance*. In der Tat war ihres das erste Werk der ansonsten eher wohlwollend aufgenommenen Freilicht-Ausstellung, das zerstört wurde, und auch nach wiederholter Aufstellung konnte selbst die Wahl eines widerstandsfähigeren Materials Zerstörungen und Beschädigungen nicht vorbeugen. Andererseits zeugten Blumen und Kerzen, die vor dem Werk von Passanten und Anrainern plaziert wurden, von Beistand und Mißbilligung der vandalistischen Akte. Nur – wem galten diese Akte der Zerstörung und Verehrung? Waren es späte Nachfahren der lokalen Radikal-Protestanten, der Wiedertäufer, die in der Madonna das herausragende Symbol eines typisch katholischen Kultes erblickten und stigmatisierten? Waren es Katholiken, die in der gelben Einfärbung ein Sakrileg ahndeten? Oder waren es einfach alkoholisiert herumstreunende Kraftmeier – gleich welchen Alters und welchen Standes –, die an ihr *pars pro toto* ein Exempel statuierten, weil ihnen die ganze Ausstellung nicht paßte? Und wem galt der Beistand: einer Künstlerin, die mitten in die Konsumvergessenheit ein bekanntes und populäres Symbol der Frömmigkeit und Hingebung plazierte, in Konkurrenz zum Werbegeschrei gelb hervorgehoben? Dem Urbild ihres Entwurfs, das ohne ironische Brechung in der gelben Replik wiedererkannt und naiv verehrt wurde? Der Simulation eines *ready-made*, mit der diese Künstlerin ein weiteres Exempel ihrer gleichermaßen verwirrenden und handgreiflichen Strategie statuierte? Wenn schon schwer herauszufinden ist, wer in diesem Dialog von Zerstörung und Verehrung wem antwortete, so komplizierten Unbekannte die Situation noch dadurch, daß in einer barocken Kreuzigungsgruppe an der Außenseite der Domkammer – fast einen Kilometer Fußweg von der Madonna Katharina Fritschs entfernt –, über Nacht die schon stark verwitterte Sandsteinfigur der Maria gelb eingefärbt wurde. Diese zweite Erscheinung einer gelben Madonna in Münster ist nicht weniger vielschichtig als die erste.

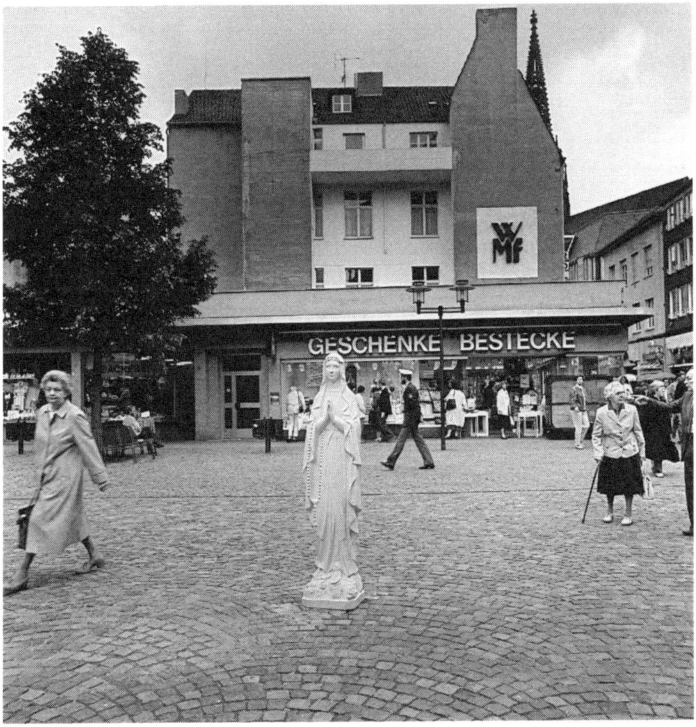

Katharina Fritsch, *Madonna*, Münster 1987.

Vandalismus

Die Differenz von künstlerischem und kulturellem Raum liefert eine plausible Erklärung für die Unbeliebtheit abstrakter Außenskulpturen, aber die letzten Beispiele lesbarer und ortsbezogener Monumente legen den Schluß nahe, daß eine allgemeine Theorie des Vandalismus in Bezug auf Außenskulpturen nicht möglich ist, weil konkrete Motive und bestimmte Umstände historische und subjektive Faktoren einzubeziehen nötigen. Gegen eine solche Auflösung des Phänomens in Einzelfälle spricht wiederum die Ubiquität des Vandalismus, seine Vorhersagbarkeit und Folgetreue.

Für eine allgemeine Analyse ist es zunächst von Bedeutung, was die Zerstörung von Kunst im öffentlichen Raum von anderen Formen des Vandalismus unterscheidet. Ein Unterschied könnte ja schlicht durch die Behauptung bestritten werden, dem Vandalen sei es gleichgültig, ob er nun ein Telefonhäuschen, eine Parkbank, eine Autoantenne oder eine Außenskulptur beschädigt. Da er ein anonymer Zeitgenosse zu sein pflegt, kann man ihn nicht selbst befragen, aber der Verdacht liegt nahe, daß nur der gefaßte Täter auch verläßliche Aussagen über Motivation und Opferwahl liefern kann. Sicherlich gibt es allgemeine Kennzeichen dieses modernen Vandalismus, die unabhängig von der Wahl des beschädigten Objekts zutreffen: Alkoholgenuß, ein jugendliches Alter der Täter, eine nächtliche Tatzeit und eine bestimmte Milieuzugehörigkeit mögen generalisierbare Faktoren sein. Für die Objekte scheinen ebenfalls generalisierbare Aussagen möglich wie die, daß Gegenstände aus allgemeinem, also ungeklärtem Besitz gegenüber Gegenständen aus privatem, deutlich identifizierbaren Besitz bevorzugt werden.[5] Darunter vor allem solche, die wie Parkbänke, Autoantennen, Telefonhäuschen und Kunstwerke Vehikel der Kommunikation sind und sich vielleicht gerade dadurch für die aggressive Artikulation ansonsten nur schwer kommunizierbarer Motive anbieten. Von allen diesen Formen des Vandalismus unterscheidet sich der an der Außenskulptur jedenfalls darin, daß er sich im Zusammenhang mit öffentlichen Debatten manifestiert, deren Tendenz dabei mehr oder weniger heimlich in die Tat umgesetzt wird. Als einzige Form des städtischen Vandalismus kann dieser auf breite Sympathien in nahezu allen Bevölkerungsschichten rechnen. Gerade die kleinbürgerlichen Sympathisanten von *law and order* sehen dem Attentäter in diesem Fall den Gesetzesbruch nach. Für sie ist er ein heimlicher Held, der sich auch zu erkennen geben kann, ohne mit Denunziation rechnen zu müssen. Seine Heldentat wird nicht zuletzt durch die markante Kontur ihres Opfers relevant, denn hohe Formbestimmtheit erhöht offensichtlich das Vergnügen der Zerstörung. Schließlich ist es etwas anderes, ob man einen Opel Kadett oder einen Rolls Royce mit dem Hammer traktiert. Die Unverwechselbarkeit des künstlerischen Unikats steigert die nächtliche Tat zur persönlichen Leistung, selbst wenn die Täterschaft geheim bleibt. Es ist genau diese Hinsicht, in welcher der Vandale in eine parasitäre Konkurrenz zum Künstler tritt, indem er von dessen großer Geste profitiert.

Im Akt der Zerstörung wird er zum Gegenspieler der künstlerischen Autonomie, weil er deren Voraussetzung, den Bildungsvorbehalt, mit dem moderne Kunst ihren Betrachter fordert, demonstrativ nicht anerkennt und die Herausforderung beseitigt – ein Verhalten, das ihm in seiner jeweiligen Arbeitswelt massive Sanktionen einbringen würde, deren Anforderungen an Flexibilität, Abstraktionsvermögen und Weiterbildung allgemein akzeptiert werden. Zur Zerstörung oder Beschädigung einer Außenskulptur fühlt er sich – im Gegensatz etwa zur Attacke auf ein Telefonhäuschen – auch dadurch ermächtigt, daß es sich um öffentlichen Besitz handelt, der in der Öffentlichkeit abgelehnt wird und damit den Schutzanspruch des Eigentums verliert. Der den Vandalismus meist flankierende Vorwurf, daß auf Kosten des Steuerzahlers Aufträge gegen seinen Willen erteilt werden, erlaubt es dem Vandalen, sich nicht als Delinquent fühlen zu müssen, sondern als heimlicher Hausmeister des eigentlichen Herren des öffentlichen Raums, des Steuerzahlers.

In beider Einverständnis artikuliert sich nicht nur ein konkreter Vorbehalt gegen eine unverstandene Kunst, sondern auch ein Angriff auf die Grundlagen einer repräsentativen Demokratie. Mit dem Werk selbst wird auch die kulturelle Repräsentanz zensiert, die gewählte Volksvertreter zu verantworten haben. Deren leicht nachvollziehbare Abneigung, sich auf einem Nebenschauplatz kommunaler Politik möglicherweise die Sympathien zu verscherzen, die für ihre Wiederwahl entscheidend sein könnten, entzieht der modernen Kunst im öffentlichen Raum die politische Grundlage ihrer Autonomie, deren ideologische Grundlage ebenfalls mittlerweile zur Disposition steht.[6] Der plebiszitäre Druck unterläuft populistisch die Spielregeln der repräsentativen Demokratie, kann aber gerade von ihren Repräsentanten nur schwer pariert werden.

In solchen Konfliktsituationen sind die Künstler selten verläßliche Partner der bedrängten Kulturpolitiker. Von der Aggressivität der Attacken angesteckt, kontern sie gerne mit einem elitären Anspruch, der strukturell zur modernen Kunst gehört, aber im öffentlichen Raum keinen Freifahrschein für Arroganz und Überheblichkeit liefern kann. Eine einschlägige Stellungnahme verdeutlicht die Konfrontation. Sie bezieht sich auf die Zerstörung der Skulptur „Kniende" von Wilhelm Lehmbruck, die 1927 – acht Jahre nach Lehmbrucks Tod und kurz nach der Aufstellung der Plastik auf einem öffentlichen Platz seiner Heimatstadt Duisburg –, der wohl erste Fall vandalistischen Widerstands gegen moderne Kunst im Außenraum war. Ein Kollege Lehmbrucks, der Bildhauer Georg Kolbe, meinte dazu folgendes bemerken zu dürfen: „Blöde dumpfe Duisburger Alltagsmenschen revoltieren – wogegen? Natürlich gegen die keuscheste Schönheit – das ist die wundervolle Skulptur Wilhelm Lehmbrucks, die ‚Kniende'. Die Männer stürzten sie, weil ihre eigenen Frauenideale ihrem traurigen Niveau entsprechen, und ihre holden Frauen der Stadt klatschen Beifall, weil sie sich selbst soviel gottähnlicher finden als dieses andächtige reine Geschöpf. (...) Diese Kreaturen vernichten, was ihnen nicht gefällt. Dumme charakterlose Krieger- und Fürstendenkmale genießen die Gnade des Spießers, eine wirklich reine Blüte der Kunst entfacht seine Wut. Statt stolz zu sein auf solchen Sohn der Stadt, aus der jährlich hunderttausende von Nullen hervorgehen, beschimpft und besudelt man sein Werk. Pfui Teufel!"[7] Man mag diese Suada als einen vereinzelten Exzeß betrachten, aber nur, weil sie schriftlich festgehalten und überliefert worden ist. Ansonsten trifft sie ziemlich genau den Ton notorischer Tiraden, mit denen Künstler bestätigen, daß sie die Kritiker ihrer Produkte genausowenig verstehen und respektieren wie diese ihre Monumente verstehen und respektieren wollen.

Solche Konfrontationen werden zusätzlich dadurch kompliziert, daß sich, für jeden erkennbar, unter den vorgebrachten Motiven einer öffentlichen Kunstvermittlung auch ökonomische Interessen der Künstler an Großaufträgen Geltung verschaffen. Der Verweis auf den ökonomischen Aspekt der Außenskulpturen grundiert zwei verschiedene Vorbehalte gegen die Werke. Der erste nährt sich aus einem uneingelösten Ideal der bürgerlichen Gesellschaft, das die Kunst als von Kommerz und Vermarktung ausgenommenen Bezirk ausgab. Daß sie nach anfänglichem Zögern schließlich doch den Gesetzen der Marktwirtschaft unterworfen wurde, lastet man unhistorisch und vulgärpsychologisch den Künstlern als Charakterschwäche an, mit der sie selbst den besonderen Anspruch ihrer Arbeitsleistung untergraben und der profanen Debatte über die Verhältnismäßigkeit von Preis und Leistung preisgegeben hätten.

Der zweite Vorbehalt kommt von der Konkurrenz, denn es ist eine Erfahrungstatsache, daß Skulpturenausstellungen im öffentlichen Raum, die von überregional oder gar international renommierten Künstlern bestückt werden, ihre ersten und oft auch ärgsten Kritiker in den Reihen der übergangenen Lokalmatadore finden, unter den organisierten Hobby-Künstlern und bei den Berufsgenossenschaften. Sie reden jedoch meist so unverblümt nur vom Geld, daß ihr Plan, nämlich den Steuerzahler auf ihre Seite zu ziehen, scheitern muß, weil dieser wittert, daß hier lokales Kleingewerbe die großen Aufträge abkassieren möchte, die in der freien Marktwirtschaft nun mal an den leistungskräftigsten und nicht stets an den billigsten oder ansässigen Anbieter vergeben werden. Gleichwohl tragen diese meist ebenso peinlichen wie erbitterten Konkurrenzkämpfe zum Gesamtbild öffentlicher Angriffsstimmung kräftig bei. Es wäre nicht verwunderlich, unter den Vandalen auch Künstler ausmachen zu können, die sich ihrer Konkurrenz zu erwehren suchen.[8]

Wo liegt der öffentliche Raum?

Eine Lösung des Problems läßt sich nicht in den Klischees und Argumenten dieser und anderer Konfrontationen formulieren. Sie hat nicht nur die Kunst, um die es dabei stets in erster Linie geht, und ihre Fürsprecher und Gegner in Rechnung zu setzen, sondern auch den Ort der Konfrontation, den öffentlichen Raum. Dieser ist aber in den Landkarten der Kulturgeographie noch ein ziemlich weißer Fleck. Der öffentliche Raum, den jeder kennt und durchquert, von dem in Planungskonzepten und Studien ständig die Rede ist, erweist sich als weitaus weniger definiert und vertraut, als es seine selbstverständliche Bezeichnung voraussetzt. Theorie und Geschichte der Öffentlichkeit als einer „Kategorie der bürgerlichen Gesellschaft" haben mit Jürgen Habermas sowie Alexander Kluge und Oskar Negt ihre einschlägigen Autoren, und die Entwicklungsgeschichte der modernen Großstadt hat in Walter Benjamin oder Richard Sennett Historiker gefunden, die ausdrücklich den städtischen als öffentlichen Raum untersuchten.[9] Aber selbst wenn man noch Georg Simmel, Siegfried Kracauer, Erving Goffman oder Werner Durth hinzuzählt, kann von einer kohärenten und genau umrissenen Theorie des öffentlichen Raumes als Sonderfall der Öffentlichkeit noch nicht die Rede sein.[10] Sie ist jedoch vonnöten, will man Kunst im öffentlichen Raum in ihren erwünschten und unerwünschten Wirkungen verstehen und beschreiben, ohne die inzwischen standardisierten Argumente einer obsoleten Konfrontation nachbeten zu müssen.

1988 hat ein Symposium unter der Leitung von Gerhart Schröder in Stuttgart Literatur-, Kunst- und Bauhistoriker unter dem Thema „La Piazza – Öffentlicher Raum: Geschichte – Realitäten – Visionen" versammelt und damit die interdisziplinäre Betrachtung erweitert, die allein einer Theorie des öffentlichen Raumes gerecht werden kann.[11] Ein mögliches Fazit der Vorträge und Debatten muß in unserem Zusammenhang überraschen: Es hat von der griechischen Agora, dem Idealfall eines öffentlichen Raumes, über den mittelalterlichen Marktplatz und die Platzgestaltungen der Renaissance bis hin zu den Zentren der modernen

Großstädte offensichtlich kaum zentrale Plätze von allgemeiner Bedeutung gegeben, denen nicht auch eine ökonomische Funktion eigen war, wenn diese nicht sogar zugrunde lag. Als Ausnahmen erscheinen allein rein politische Repräsentationsplätze. Eine Kritik des modernen Stadtraumes wird damit scheinbar um ihre historische Legitimität gebracht, wenn sie den funktionalen Charakter der städtischen Konsumzentren zum Angelpunkt nimmt. Jedoch scheint es andererseits auch so gewesen zu sein, daß in der Gestaltung öffentlicher Räume die ökonomische Funktion nie so vereinzelt und eindimensional das Erscheinungsbild prägte wie heute, weil politische, kultische und – wie auf der Agora – auch dialogische und situationsoffene kommunikative Spielräume die ökonomische Funktion überhöhten, einbanden und sublimierten. Diese Funktionen sind aus dem öffentlichen Raum weitgehend verschwunden. Die Kirchen organisieren ihre Kulte innerhalb ihrer Gebäude und nehmen den öffentlichen Raum kaum noch für Demonstrationen in Anspruch, deren Teilnehmerzahlen, wie es die Prozessionen des katholischen Kirchenjahres belegen, auch drastisch zurückgegangen sind. Die politische Funktion der einstigen Volksversammlung auf dem zentralen Platz ist in der komplexen und großflächigen modernen Gesellschaft kaum noch im öffentlichen Raum zu gestalten, der statt dessen Ort der abweichenden Meinung, des formierten Widerspruchs, der außerparlamentarischen Willensbekundung, also der sporadischen Massendemonstration geworden ist. Dagegen illustrieren die periodischen Wahlkampfveranstaltungen der Parteien den politischen Bedeutungsverlust des öffentlichen Raumes. Auf ihnen erscheinen die prominenten Politiker, als seien sie nur zum Beweis ihrer körperlichen Existenz aus dem Fernsehen herabgestiegen, dem zeitgemäßen Forum der Politik, das über diesen Seitensprung wiederum gerne berichtet, um die Volksnähe solcher Auftritte zu belegen.

In der Tat haben die Massenmedien einige der einst konstitutiven Funktionen des öffentlichen Raumes wirkungsvoll zentralisiert und kanalisiert, womit politische, ökonomische und kommunikative Aspekte in den Zustand einer ortlosen Allgegenwart überführt wurden. In dieser Allgegenwart vor allem werbender

Motive ist eine Reaktion des Betrachters, des optischen Endverbrauchers, nicht vorgesehen, die Medien bringen ihn um das Erlebnis seiner Existenz, seiner Souveränität. Darin erschöpft sich auch die ästhetische Überhöhung des Stadtbildes durch die Prachtentfaltung der Werbung, die einer Reihe traditioneller Leistungen der Kunst zu keinem anderen Zweck nacheifert als dem, einen Kaufakt zu motivieren. Über die Werbung, die Designstandards der Ladenfassaden und das Display der Schaufenster strahlt eine zentral regierte Inszenierung der Warenträume in den öffentlichen Raum, ohne lokale Rücksichten zu kennen.

Als ausgehöhlter Rest der einstigen kultischen und künstlerischen Dimension des öffentlichen Raumes steht das moderne Kunstwerk in einer ökonomisch dominierten Stadtlandschaft, und seine Anhänglichkeit an diese feindliche Umgebung wird als ökonomische Spekulation auf große Gewinne denunzierbar. In dieser Kritik spiegelt sich aber eher der Charakter des Ortes, an den kein Kunstwerk mehr zu gehören scheint. In der Ablehnung des Souveränitätsanspruchs der Außenskulptur dürfte sich der Herrschaftswille eines Fußgängers konstituieren, der ansonsten in der nach ihm genannten Zone nur als Käufer und Wähler umworben und damit auf schmeichelhafte Weise degradiert wird.

Die Reaktion auf moderne Außenskulpturen beweist, wie minimal die Spielräume für subjektive Freiheit in der ökonomisch uniformierten Schwundstufe des öffentlichen Raumes sind und wie rauschhaft sich das kollektive Erlebnis einer partiellen politischen Zuständigkeit aufschaukeln und mitteilen kann. In vertrackter Kongruenz stellen Gegner wie Verteidiger der Außenskulptur die Frage, inwieweit der öffentliche Raum nur noch Fassade oder auch Handlungsspielraum ist. Sie halten den öffentlichen Raum offen und erobern ihn im Konflikt. In der Auseinandersetzung um Kunstwerke, die trotz ihrer avancierten Form alte und bedrohte Traditionen des öffentlichen Lebens wahren, wird der öffentliche Raum vielleicht erst wieder als solcher konstituiert, indem er in Frage gestellt wird.

Demokratie im öffentlichen Raum

Die monumentale Außenskulptur als Gegenspieler einer die Sinne verstopfenden Werbung, als Störfaktor der Konsummeilen, Sand im Verkehrsgetriebe, als Ausdruck verlorener Urbanität und ästhetischer Verarmung des Städtebaus – eine solche Argumentation ist von einer moralischen Suggestivität, daß sie selbst auf das mißlungenste Kunstwerk-am-Bau noch einen Abglanz von Legitimation ausstrahlen könnte. Aber stets ist dieser Störfall auch Testfall der demokratischen Gesinnung aller Beteiligten, die jeweils die Demokratie exklusiv für ihr Argument in Anspruch nehmen. Die Frage nach der Legitimität moderner Kunst im Außenraum stellt sich nicht nur als eine nach ihrer internen Logik und ihrer Stellung in der Geschichte der Stadtentwicklung, sie stellt sich auch als eine nach der Reichweite demokratischer Ansprüche und damit im Horizont der Wählbarkeit, den die Demokratie eröffnet.

Wenn freie Wahlmöglichkeiten zwischen echten Alternativen die Demokratie ausmachen, dann denkt man zunächst an politische Alternativen, an Parteiprogramme und Kandidaten. Aber Wählbarkeit ist nicht nur das Kennzeichen der politischen Verhältnisse. Sie prägt auch die kulturellen und sozialen Lebensumstände des industriellen Wohlfahrtsstaates. Zahlreiche Details der Lebenskulisse und der kollektiven Biographie sind heute von der Möglichkeit geprägt, zwischen mehreren Alternativen wählen zu können. Das gilt zunächst für den Warenkonsum, der detaillierte Wahlmöglichkeiten eröffnet, so daß Verbraucherberatungen und Test-Zeitschriften einspringen müssen, um angesichts unübersehbarer Angebote den Streß der Kaufentscheidung zu lindern. Von der Wohnungseinrichtung über die Kleidung, die Zigarettenmarke und die Haartracht bis hin zum Autotyp und zum Urlaubsort bietet der Markt ein Panorama von Wahlmöglichkeiten, das noch vor zwei Generationen völlig unvorstellbar gewesen ist. Nach Einkommensgruppen abgestuft, ist dieses Prinzip der Wählbarkeit ein wichtiger Stabilisierungsfaktor für den demokratischen Konsens, der eben nicht nur ein rein politischer, sondern auch ein verborgener ökonomischer Konsens ist.

Diese Tendenz hat auch die Kultur erfaßt, selbst die einst provokative Kunst der Moderne hat sich ihr angepaßt. Kunstmessen für die aktuellste Kunst erreichen bis zu 10 000 Besucher am Tag, die natürlich nicht alle Käufer sind, aber das Angebot mit dem sprunghaften Blick des geübten Konsumenten zumindest zu übersehen versuchen.

In diesen Kontext der Wählbarkeit ragt die monumentale Kunst wie ein anachronistisches Fossil. Sie ist Stein oder Bronze gewordene Anmaßung, die sich der Verfügbarkeit entzieht und die beliebten Rituale von Abstimmung und Auswahl ins Leere laufen läßt. Eine solche Anmaßung wird nirgendwo sonst noch so stark wie in Kunstwerken spürbar, die im öffentlichen Raum aufgestellt werden, sie wird nirgends so heftig in den Reaktionen moniert, die sich in der Folge einstellen. Gerade in der Auseinandersetzung mit modernen Außenskulpturen zeigt sich, daß der konsumfeste Zeitgenosse kaum noch in der Lage ist, ein Angebot anders als im Horizont der Wählbarkeit wahrzunehmen. Die Austauschbarkeit seiner Alltagsumstände hat eine Bequemlichkeit der Wahrnehmung und des Denkens zur Folge, welche die Routine der Ja/Nein- Entscheidungen auch dort in Gang hält, wo Entscheidungen nicht vorrangig gefragt sind, sondern Erfahrungsbereitschaft und Erlebnisfähigkeit, Konzentrationsvermögen und Neugier.

Aber aus dem Stop-and-go-Rhythmus der städtischen Hektik heraus reduziert sich das Erfahrungsmuster der Kunstbetrachtung auf ein ähnlich kurzatmiges Guck-und-Mecker. Im Geiste sieht der Passant am Fuß der Außenskulptur die beiden Kreise für Ja und Nein, die auf die umgehende Eintragung seines kompetenten Kreuzchens warten. Bei diesem Entscheidungstempo entgeht den meisten Betrachtern, daß sich solche Kunst dem schnellen Zugriff des Konsumentenblickes entzieht. Sie regen sich statt dessen – das allerdings mit Ausdauer – darüber auf, daß diese Werke sich ihrer politischen Verfügungsgewalt entziehen. Das begreift der in allen Lebensbereichen für seine Kauf- und Wahlentscheidung aufwendig umworbene Bürger mit sicherem Instinkt als Skandal, und recht hat er, nur zieht er daraus leicht die falschen Schlüsse.

Sein Widerstand ist je nach dem Lokalcharakter verschieden. Er kann aggressiv ausfallen und spektakulär, wie 1987 anläßlich des

Skulpturenboulevards in West-Berlin, oder dezent, eher pikiert und strikt formaljuristisch, fast unter Ausschluß der Öffentlichkeit. Über diesen Widerstand läßt sich daher nicht pauschal urteilen, auch wenn er oft genug pauschal daherkommt. Meist ist es aber auch aussichtslos, in die Einzeldebatte einzusteigen, denn erfahrungsgemäß lösen diese Diskussionen ein solches Potential an Emotion und Empörung aus, daß sie nur mit großem Nachdruck, aber nicht mit einem vergleichbaren intellektuellen Aufwand inszeniert werden. Ohnehin pflegen sie stets am Nullpunkt zu beginnen, denn anläßlich der neuen Streitfälle tauchen die alten Argumente wieder auf, als sei noch nie darüber verhandelt worden, als habe man die Argumente der Gegenseite nie zuvor gehört und bedacht.

Ein notorischer Schauplatz dieser Wiederholung des Immergleichen ist die Lokalzeitung. Ihre Strategie besteht schließlich darin, dem Immergleichen – Mord und Betrug, Krieg und Frieden, Karrieren und Abstürze, Unfälle und Glücksfälle – die kleinen Varianten als tägliche Neuigkeiten abzugewinnen. So verfahren sie auch bei der Berichterstattung über Konflikte um moderne Kunst im öffentlichen Raum. Sie repetieren brav die Argumente einer längst festgefahrenen Diskussion, oder lassen sie repetieren in Leserbriefen und Umfragen, wenn sie nicht sogar auf die in solchen Konflikten lauernde Bereitschaft zur Gewalt spekulieren und sie für markige Schlagzeilen ausbeuten. Vor allem aber behandeln sie jeden neuen Konflikt strikt als *lokales* Ereignis, als habe in keiner anderen Stadt bereits eine ähnliche Diskussion stattgefunden, als sei diese Diskussion zwangsläufig geschichtslos, weil lokalgebunden. So tragen auch die Medien dazu bei, daß Diskussionen um Außenskulpturen auf Dauer nur spektakulär bleiben. Aber während die Gegner der Außenskulpturen dieses Ritual stets aufs neue zu genießen scheinen, wird es für die Künstler und Kunstvermittler zur rechten Qual. Denn was und wie lange soll man mit Bürgern reden, die sich fest entschlossen zeigen, ihre geistige Unbeweglichkeit um jeden Preis zu verteidigen – eine Haltung übrigens, die bei Vertretern aller Schichten anzutreffen ist? Niemand kann wohl angesichts einer solchen Sisyphosarbeit endloser Gesprächsbereitschaft länger auf die Maxime einer Kunstvermittlung für alle verpflichtet werden. Hier nach dem Verursacherprinzip die Künstler und Kunstvermittler in die demokratische Pflicht zu nehmen, hieße doch wohl, daß Kunstvermittlung zu einer neuen Spielart des Masochismus verkäme.

Ohnehin kann man solche Auseinandersetzungen gelassener betrachten, wenn man sich vergegenwärtigt, daß die Demokratie nicht auf dem Konsens aufgebaut ist, sondern auf dem Konflikt. Der Konsens erstreckt sich nur auf die Art und Weise, wie solche Konflikte behandelt, gelöst oder transformiert werden können. Als historische Konsequenz aus der Einsicht, daß sich Konflikte auf Dauer durch Unterdrückung nicht aus der Welt schaffen lassen, setzt die Demokratie bei ihren Teilhabern nicht nur Kompromißbereitschaft und Toleranz voraus, sondern vor allem Konfliktfähigkeit. Will sie den Nachweis ihrer Stärke demonstrieren, dann überzeugt nicht die bequeme Toleranz, sondern die Bereitschaft, Auseinandersetzungen in bestimmten Formen und Grenzen auszutragen, also nicht um jeden Preis, aber auch nicht unter dem Wert der zu verhandelnden Sache. Wenn das für die Konflikte um Atomkraft, Abrüstung oder Geburtenkontrolle gilt, warum sollte ausgerechnet die konfliktfreudige Kunst davon ausgenommen sein? Und warum sollten gerade bei ihr plebiszitäre Methoden gelten dürfen, die bei allen anderen Debatten als zur Konsensfindung untauglich angesehen werden? Seit wann ließe sich das Recht auf freie Meinungsäußerung von der Pflicht zu einer umsichtigen Meinungsbildung lösen? Es sind Fragen dieser Art, die bei den Auseinandersetzungen um Kunst im öffentlichen Raum notorisch übergangen werden, und es ist nicht das geringste Verdienst dieser Kunst, sie immer wieder aufzuwerfen.

[1] Irmin Kamp (Hrsg.): *Gezielte Umgebungsbeeinflussung mit künstlerischen Mitteln.* Forschungsprojekt, 2. Zwischenbericht. Düsseldorf (Staatliche Kunstakademie) Typoskript 1981.

[2] Hanns Josef Ortheil: *Der lange Abschied vom Flaneur.* In: Merkur 443/40. Jahrgang, Januar 1986, S. 30–42.

[3] Katalog *Skulpturenboulevard – Kunst im öffentlichen Raum*, 2 Bände, Neuer Berliner Kunstverein/Verlag Dietrich Reimer, Berlin 1987.

[4] Katalog *Skulptur Projekte in Münster,* Westfälisches Landesmuseum für Kunst und Kulturgeschichte, Münster, 1987.

[5] Norbert Detaille: *Delikte gegen Fernsprechhäuschen der Deutschen Bundespost unter besonderer Berücksichtigung der Phänomene des Vandalismus.* Diss. Köln 1983.

[6] siehe hierzu das Kapitel „Demokratie und moderne Kunst. Umwidmung und Demontage" in meinem Buch *Die unbewältigte Moderne. Kunst und Öffentlichkeit*, München (Beck) 1989.

[7] zit. nach Siegfried Salzmann: „Hinweg mit der *Knienden*". *Ein Beitrag zur Geschichte des Kunstskandals.* Herausgegeben vom Museumsverein Duisburg, 2. Aufl. 1981, S. 11.

[8] Ganz abgesehen von dieser synchronen Konkurrenz ist die moderne Kunst gleich zu Beginn als zerstörerische aufgetreten und bezieht bis heute einen Teil ihrer Legitimation aus dem zumindest störenden Impuls. Siehe hierzu das Kapitel „Art et iconoclasme modernes" in Dario Gamboni: *Un iconoclasme moderne. Théorie et pratiques contemporaines du vandalisme artistique*, Zürich/Lausanne 1983, sowie das Kapitel „Museumsstürmer" in meinem Buch *Museumsgründer und Museumsstürmer. Zur Sozialgeschichte des Kunstmuseums*, München (Beck) 1981.

[9] Jürgen Habermas: *Strukturwandel der Öffentlichkeit. Untersuchungen zu einer Kategorie der bürgerlichen Gesellschaft*, Neuwied/Berlin 1962; Oskar Negt/Alexander Kluge: *Öffentlichkeit und Erfahrung. Zur Organisationsanalyse von bürgerlicher und proletarischer Öffentlichkeit*, Frankfurt (Suhrkamp) 1972; Walter Benjamin: *Charles Baudelaire. Ein Lyriker im Zeitalter des Hochkapitalismus*, Frankfurt (Suhrkamp) 1969; Richard Sennett: *Verfall und Ende des öffentlichen Lebens. Die Tyrannei der Intimität*, Frankfurt (Fischer) 1983

[10] Siegfried Kracauer: *Das Ornament der Masse*, Frankfurt (Suhrkamp) 1977; Werner Durth: *Die Inszenierung der Alltagswelt*, Braunschweig (Vieweg) 1977; Erving Goffman: *Das Individuum im öffentlichen Austausch*, Frankfurt (Suhrkamp) 1972.

[11] Gerhart Schröder (Hrsg.): *La Piazza*, erscheint voraussichtlich 1989 im Verlag Gert Hatje, Stuttgart.

Anhang

Literaturauswahl

Ammann, Jean-Christophe: Plädoyer für eine neue Kunst im öffentlichen Raum, in: Parkett 2/1984, S. 6–35.

Art Within Reach, herausgegeben von „Art Monthly“/Arts Council of Great Britain/Crafts Council, London 1984

Bartsch, Ingo: Materialfarbigkeit und Publikumsreaktion, in: Nur Rost? Das Problem des oxydierenden Stahls in der Kunst, Westfälisches Museumsamt Münster/ Skulpturenmuseum Glaskasten Marl, Warendorf 1986, S. 12–16

Benjamin, Lloyd W. III: The art of designed environments in the Netherlands, Utrecht 1983

Biggs, Lewis (Hrsg.): Between Object and Image, Contemporary British Sculpture, Katalog British Council, London 1986

Bredekamp, Horst: Kunst als Medium sozialer Konflikte. Bilderkämpfe von der Spätantike bis zur Hussitenrevolution, Frankfurt/M. 1975

Brouwer, Marianne: Texte ohne Grab, in: Skulptur Projekte in Münster, Katalog Westfälisches Landesmuseum, Münster 1987, S. 398– 405

Claus, Jürgen: Expansion der Kunst. Beiträge zur Theorie und Praxis öffentlicher Kunst, Frankfurt/M. 1982

Damus, Martin/Rogge, Henning: Fuchs im Busch und Bronzeflamme. Zeitgenössische Plastik in West-Berlin, München 1979

Deutsche, Rosalyn: Uneven Development: Public Art in New York City. In: October, Heft 47, 1988, S. 3–52.

Dühr, Elisabeth: Kunst am Bau. Kunst im öffentlichen Raum. Geschichte und Entwicklung öffentlicher Kunst im Spannungsfeld von Architektur, Städtebau und Kulturpolitik in der Bundesrepublik Deutschland, Diss. Bochum 1988

Durth, Werner: Die Inszenierung der Alltagswelt, Braunschweig 1977

Ein Kriegerdenkmal in Hamburg, Hamburg 1977

Eisfeld, Dieter: Kunst in der Stadt. Über den Versuch, Städte durch künstlerische Objekte und Aktionen zu verändern. Unter Mitarbeit von Dieter Draser, Stuttgart 1975

Experiment Straßenkunst Hannover, Hannover 1974 (Presseamt Stadt Hannover)

Form and Function: Proposals for Public Art for Philadelphia, Katalog Philadelphia 1982

Five Artists at NOAA. A Casebook on Art in Public Places, Seattle 1985

Freedberg, David: Art and iconoclasm, 1525–1580 – The Case of Northern Netherlands, in: Kunst voor de beeldenstorm, Katalog Amsterdam 1986, S. 69–84

Freedberg, David: Iconoclasts and their Motives, Maarssen 1985

Gamboni, Dario: Un iconoclasme moderne. Théorie et pratiques contemporaines du vandalisme artistique, Zürich/Lausanne 1983

Harris, Stacy P. (Hrsg.): Insights-On Sites. Perspectives on Art in Public Places, Washington 1984

Häuser, Robert/Honisch, Dieter (Hrsg.): Kunst – Landschaft – Architektur. Architekturbezogene Kunst in der Bundesrepublik Deutschland, Neuenahr 1983

Herlyn, Sunke/Manske, H. J./Weisser,Michael (Hrsg.): Kunst im Stadtbild. Von „Kunst am Bau" zu „Kunst im öffentlichen Raum". Katalog Bremen 1976.

Iden, Peter: Nein, sie ist nicht für alle da. Über einige grundlegende Mißverständnisse der Kunst im Stadtraum, in: Skulpturenboulevard Kurfürstendamm-Tauentzien, Katalog Berlin 1987 Bd. 2, S. 31– 35

Jenisch-Park. Skulptur, Katalog Hamburg 1986

Kamp, Irmin: Gezielte Umgebungsbeeinflussung mit künstlerischen Mitteln. Forschungsprojekt. Zweiter Zwischenbericht. Düsseldorf (Staatliche Kunstakademie) Typoskript 1981

Kardon, Janet/Alloway, Lawrence, u. a.: Urban Encounters. Art, Architecture, Audience. Katalog Philadelphia 1980

Koch, Jens Jörg: Vandalismus – Sozial- und umweltpsychologische Aspekte destruktiven Verhaltens, in: Gruppendynamik. Zeitschrift für angewandte Sozialpsychologie, Opladen Jg. 17/1986, H. 1, S. 65–82 (mit Bibliographie)

Kritische Berichte, Jg. 16/1988, H. 3: Thema Denkmal

Kunst am Bau. Kunst an staatlichen Hochbauten in Schleswig-Holstein, Neumünster 1985

Kunst an HPP Bauten, (Hentrich-Petschnigg und Partner, Einltg. Heinrich Klotz) München 1987

Kunst im öffentlichen Raum, in: Kunst und Öffentlichkeit. Beitrag der Internationalen Gesellschaft der Bildenden Künste, Sektion der Bundesrepublik Deutschland, zum Weltkongreß der International Association of Art (IAA) und der Association Internationale des Arts Plastiques (AIAP) in Stuttgart, Stuttgart 1979, S. 75–199

Lambrigger, Rolf: Zürich. Zeitgenössische Kunstwerke im Freien, Zürich 1985

Loers, Veit: Auch eine Geschichte der modernen Skulptur, in: Skulptur Projekte in Münster, Katalog Westfälisches Landesmuseum, Münster 1987, S. 329–337

Nairne, Sandy/Serota, Nicholas (Hrsg.): British Sculpture in the Twentieth Century, London (Whitechapel Art Gallery) 1981

Pickshaus, Peter Moritz: Kunstzerstörer. Tatmotive und Psychogramme, Reinbek 1988

Plagemann, Volker: Trauerarbeit. Neuere politische Monumente in Hamburg, in: Arbeit in Geschichte. Geschichte in Arbeit. Katalog Kunsthaus Hamburg, Berlin 1988, S. 33–49

Qu'est-ce que la Sculpture Moderne, Katalog Centre Georges Pompidou, Paris 1986

Réau, Louis: Histoire du Vandalisme. Les Monuments détruits de l'Art français, Paris 1959

Salzmann, Siegfried (Hrsg.): Im Namen des Volkes, Katalog Wilhelm Lehmbruck Museum, Duisburg 1979

Salzmann, Siegfried: „Hinweg mit der Knienden". Ein Beitrag zur Geschichte des Kunstskandals, (Hrsg.: Museumsverein Duisburg), 2. Auflage Duisburg 1981.

Schröder, Gerhart (Hrsg.): La Piazza, Stuttgart (erscheint voraussichtlich 1989)

Sculpture contemporaine: 1970–1986, Paris 1986, (= Artstudio 3)

Siedler, Wolf Jobst: Die gemordete Stadt. Abgesang auf Putte und Straße, Platz und Raum, München/Berlin 1964, 1984

Siedler, Wolf Jobst: Die verordnete Gemütlichkeit. Abgesang auf Spielstraße, Verkehrsberuhigung und Stadtbildpflege. Der gemordeten Stadt II. Teil, Berlin 1985.

Skulptur D – 88. Fotografiert von Bernd Jansen. Hrsg. vom Verein zur Veranstaltung von Kunstausstellungen e. V., Düsseldorf 1988

Skulptur im 20. Jahrhundert, Katalog Kunstmuseum Basel, Basel 1984

Skulptur. Ausstellung in Münster, Katalog Westfälisches Landesmuseum für Kunst und Kulturgeschichte, Münster 1977

Skulptur 80. International Symposium Beeldhowkunst, Ostende 1977

Skulpturen im Südpark Düsseldorf (Hrsg. Landeshauptstadt Düsseldorf), Düsseldorf 1987

Skulptur Projekte in Münster, Katalog Westfälisches Landesmuseum für Kunst und Kulturgeschichte, Münster 1987

Skulpturenboulevard Kurfürstendamm-Tauentzien, 2 Bde, Berlin 1987

Sonfist, Alan: Art in the Land. A Critical Anthology of Environmental Art, New York 1983

Sonsbek 86. International Sculpture Exhibition, 2. Bde, Katalog Arnheim 1986

Spielmann, Jochen: Steine des Anstoßes – Denkmale in Erinnerung an den Nationalsozialismus in der Bundesrepublik Deutschland, in: Kritische Berichte Jg. 16/1988, H. 3, S. 5–16

Strachan, W. J.: Open Air Sculpture in Britain, (Führer) London 1984

Straka, Barbara: Kunst im Stadtraum in der Krise?, in: Skulpturenboulevard Kurfürstendamm-Tauentzien, Katalog Berlin 1987 Bd. 2, S. 51–64

Terminal von Richard Serra. Dokumentation Museum Bochum, Bochum 1980

Uber, Ursula: Stadtbildgestaltung und Freiplastiken. Paradigma Münster/Westf., (Diss.) Universität Münster 1976

Vidolovits, Laszlo: Stadtmöblierung. Planungsgrundlagen von Designelementen. Schriftenreihe 8 des Städtebaulichen Instituts, (Diss.) Universität Stuttgart 1978

Warnke, Martin: Bildersturm. Die Zerstörung des Kunstwerks, München 1973/Frankfurt a. M. 1977

Warnke, Martin: Kunst unter Verweigerungspflicht, in: Skulpturenboulevard Kurfürstendamm-Tauentzien; Katalog Berlin 1987 Bd. 2, S. 25–30

Weber, Karl: Gesamtkunstwerk Freie und Hansestadt Hamburg, in: Arbeit in Geschichte. Geschichte in Arbeit. Katalog Kunsthaus Hamburg, Berlin 1988, S. 92–95

Weyergraf-Serra, Clara/Buskirk, Martha (Hrsg.): Richard Serras Tilted Arc, Eindhoven (Van-Abbe-Museum) 1988

Videofilme: Skulptur – moderne Kunst im Stadtraum: Beispiel Münster (Drehbuch Walter Grasskamp, Norbert Nowotsch) SNT-Video-Concept-GmbH (Münster-Roxel), 1987, 3 Filme je 30 Minuten.

Diareihe: Kunst im öffentlichen Raum. Skulptur Projekte in Münster 87, Hrsg. Landesbildstelle Westfalen/Landschaftsverband Westfalen-Lippe, Münster 1987.

zusammengestellt von Reinhold Happel

Ein Dokumentationszentrum zur Theorie und Geschichte der modernen Skulptur im öffentlichen Raum ist als Archiv des Westfälischen Landesmuseum für Kunst und Kulturgeschichte in Münster in Vorbereitung.

Autorennotizen

Dr. Dario Gamboni, von 1977 bis 1983 Assistent an der Universität Lausanne, z. Zt. Stipendiat des Schweizerischen Nationalfonds zur Förderung der wissenschaftlichen Forschung.

Dr. Rudolf Fisch, Professor für Sozialpsychologie an der Universität Konstanz.

Richard Calvocoressi, von 1979 bis 1987 Kustos an der Tate Gallery, London, jetzt Leiter der Scottish National Gallery of Modern Art in Edinburgh.

Christian Sabisch M. A., freiberuflicher Journalist und Ausstellungsleiter, lebt in Wuppertal.

Benjamin H. D. Buchloh, 1987 Visiting Professor an der University of Chicago, jetzt Assistant Professor am Massachusetts Institute of Technology (MIT), Cambridge (USA).

Dr. Jean-Christophe Ammann, von 1977 bis 1988 Direktor der Kunsthalle Basel, jetzt Direktor des Museums für Moderne Kunst in Frankfurt/Main.

Dr. Klaus Bußmann, von 1977 bis 1984 Professor für Kunstwissenschaft an der FH Münster, jetzt Direktor des Westfälischen Landesmuseums für Kunst und Kulturgeschichte in Münster.

Dr. Walter Grasskamp, von 1985 bis 1988 Professor für Kunstwissenschaft an der FH Münster, jetzt an der FH Aachen. 1989 erschien von ihm im Verlag C. H. Beck *Die unbewältigte Moderne – Kunst und Öffentlichkeit.*

Abbildungsnachweis

Jeanne Chevalier, Biel: Seite 11, 18, 21
Rudolf Fisch, Konstanz: Seite 29–39
Galerie m, Bochum-Weitmar: Seite 103, 109, 111
Ulrich Görlich, Berlin: Seite 141, 155
Katalog *British Sculpture in the Twentieth Century*, London 1981: Seite 49–77
Christian Sabisch, Wuppertal: Seite 91, 97
Francis Siegfried, Biel: Seite 22
Westf. Landesmuseum für Kunst und Kulturgeschichte, Münster: Seite 121–138, 157

CIP-Titelaufnahme der Deutschen Bibliothek
Unerwünschte Monumente: moderne Kunst im Stadtraum/
hrsg. von Walter Grasskamp. – München: Schreiber, 1989
ISBN 3-88960-015-8
NE: Grasskamp, Walter (Hrsg.)

 Beitrag von Dario Gamboni aus dem Französischen übersetzt von Joseph Jurt; Beitrag von Richard Calvocoressi aus dem Englischen übersetzt von Eckard Schreiber. Herstellung: moderne industrie, Landsberg. Printed in Germany. ISBN 3-88960-015-8